Inhaltsverzeichnis

Abkürzungsverzeichnis

ASS	Aspirin
BZ	Blutzucker
bzw.	beziehungsweise
ca.	zirka, etwa
chron.	chronisch
CK	Kreatinkinase
COPD	Chronisch obstruktive Lungenerkrankung
Diab.	Diabetes
evtl.	eventuell
HWZ	Halbwertzeit
i.d.R.	in der Regel
i.m.	intramuskulär
i.v.	intravenös
INR	International Normalized Ratio
KHK	Koronare Herzkrankheit
MAO-Hemmer	Monoaminooxidase-Hemmer
Min.	Minute(n)
mind.	mindestens
NSAR	Nichtsteroidales Antirheumatikum
NW	Nebenwirkung(en)
OP	Operation
Pat.	Patient
RR	Riva-Rocci (Blutdruck)
SEA	Spritz-Ess-Abstand
Std.	Stunde
Supp.	Suppositorium, Zäpfchen
Tabl.	Tablette(n)
tgl.	täglich
TIA	Transitorische ischämische Attacke
u.	und
v.a.	vor allem
WW	Wechselwirkung(en)
z.B.	zum Beispiel
Z.n.	Zustand nach
ZNS	Zentrales Nervensystem
→	daraus folgt
↑	erhöht
↓	erniedrigt
→	(farbig) siehe
↑	(farbig) vorherige Seite
↓	(farbig) nächste Seite

Antiarrhythmika = Arzneimittel gegen Herzrhythmusstörungen.

Tab. 1 Antiarrhythmika

Wirkstoff Handelsnamen	Indikationen	Kontraindikationen	Unerwünschte Wirkungen	Bemerkungen
Atropin Atropinsulfat B. Braun	• Akute bradykarde Herzrhythmusstörungen (Kurzzeittherapie) • Antidot bei Vergiftungen mit Parasympathomimetika • Gastrointestinale u. urogenitale Spasmen • Sekretionshemmung Magen u. Pankreas	• Engwinkelglaukom • Tachykardie • Verschlüsse Magen-Darm-Trakt • Koronarstenose • Prostatahypertrophie • Blasenentleerungsstörungen • Akutes Lungenödem • Schwangerschaftstoxikose • Letztes Schwangerschaftsdrittel	• Magen-Darm-Störungen • Sehstörungen • Wärmestau • Harnblasenstörungen • Mundtrockenheit • Tachykardie • Unruhe, Halluzinationen	Anwendung nur unter ständiger EKG-Überwachung u. Überwachung der vitalen Parameter
Lidocain Xylocain®	• Zugelassen zur lokalen u. regionalen Nervenblockade • Lebensbedrohliche, schwerwiegend symptomatische ventrikuläre Tachykardien	• Bekannte Überempfindlichkeit gegen Anästhetika vom Amidtyp • Schwere Störungen des Herzreizleitungssystems • Akut dekompensierte Herzinsuffizienz • Myokardinfarkt in den letzten 3 Monaten • Kardiogener oder hypovolämischer Schock	• Schwindel • Parästhesien • Benommenheit • RR ↓ • Arrhythmien	Nur für kurzfristige Therapie

Herzglykoside = Arzneimittel, die aus einem in der Natur vorkommenden Desoxyzucker, der ar ein Steroid-Derivat gebunden ist, bestehen u. eine positiv inotrope Wirkung auf das Herz haben.

Tab. 2 Herzglykoside

Wirkstoff Handelsnamen	Indikationen	Kontraindikationen	Unerwünschte Wirkungen	Bemerkungen
Digoxin Lanicor®	• Manifeste chron. Herzinsuffizienz • Tachyarrhythmia absoluta bei Vorhofflimmern/-flattern • Paroxysmales Vorhofflimmern/-flattern	• Sick-Sinus-Syndrom • AV-Block II. u. III. Grades • Kammertachykardie u. -flimmern • WPW-Syndrom • Hyperkalzämie • Hypokaliämie • Hypertrophe obstruktive Kardiomyopathie	• Übelkeit, Erbrechen, Durchfall • Bradykardien, Arrhythmien • Verwirrtheit, Agitiertheit, Depressionen, Kopfschmerzen, Müdigkeit, Schlaflosigkeit • Zeichen für Überdosierung: Veränderungen beim Farbensehen, allgemeine Sehstörungen	• Wirkstärke durch viele Medikamente u. schwankende Elektrolytkonzentrationen beeinflussba • Enge therapeutische Breite → Serumspiegelkontrolle u. ggf. Dosisanpassung
β-Acetyldigoxin Novodigal®				
Metildigoxin Lanitop®				
Digitoxin Digimerck®	• Chron. Herzinsuffizienz • Tachyarrhythmia absoluta bei Vorhofflimmern/-flattern • Therapie u. Prophylaxe von paroxysmalen supraventrikulären Tachykardien			

Kalziumantagonisten = Arzneimittel, die den Einstrom von Ca^{2+} in die Zellen hemmen; bei glatten Muskelzellen der Gefäße → Gefäßerweiterung → RR ↓, Entlastung des Herzens.

Tab. 3 Kalziumantagonisten

Wirkstoff Handelsnamen	Indikationen	Kontraindikationen	Unerwünschte Wirkungen	Bemerkungen
Amiodaron Cordarex®	Symptomatische tachykarde supraventrikuläre u. ventrikuläre Herzrhythmusstörungen	• Überempfindlichkeit gegen Amiodaron • Jodallergie • Sinusbradykardie • Erregungsleitungsverzögerungen • Schilddrüsenerkrankungen • Vorbestehende QT-Verlängerung • Hypokaliämie • Gleichzeitige Behandlung mit MAO-Hemmern	• Schilddrüsenstörungen • Hyperpigmentierung • Bradykardie • Akute Hepatitis • Schlafstörungen • Muskelschwäche • Extrapyramidaler Tremor • Sehstörungen (Kornea-Trübungen) • Photosensibilisierung • Nervenschädigungen • Lungeninfiltrate u. -funktionsstörungen	• „Klasse-I bis IV-Antiarrhythmikum" (Wirkung auf: Na^{+}-, Ca^{2+}-, K^{+}-Kanäle sowie β-blockierende Effekte) • Sonnenstrahlung/Solarien meiden, sonst starke Lichtschutzsalbe verwenden (auch nach Absetzen, da lange Halbwertzeit) • Auf Atemprobleme achten (mögliche lungentoxische Wirkung)

Wirkstoff Handelsnamen	Indikationen	Kontraindikationen	Unerwünschte Wirkungen	Bemerkungen
Amlodipin Norvasc®	• Chron. stabile Angina pectoris • Vasospastische Angina pectoris • Essenzielle Hypertonie	• Überempfindlichkeit gegen Amlodipin • Herz-Kreislauf-Schock • Höhergradige Aortenstenose • Instabile Angina pectoris • Akuter Myokardinfarkt • Schwere Leberfunktionsstörung • Schwangerschaft: strenge Indikationsstellung • Stillzeit	• Flush-Symptomatik • Hitzegefühle • Allergische Reaktionen • Kopfschmerzen • Magen-Darm-Beschwerden • Allergische Reaktionen • Schwindel, Benommenheit, Schwäche • Änderungen der optischen Wahrnehmung	• Dihydropyridin-Typ • Hohe Eiweißbindung → nicht dialysierbar (cave bei dialysepflichtiger Niereninsuffizienz)
Nitrendipin Bayotensin®	• Essenzielle Hypertonie • Hypertensiver Notfall	• Überempfindlichkeit gegen Nitrendipin • Instabile Angina pectoris • Herz-Kreislauf-Schock • Akuter Myokardinfarkt • Schwangerschaft/Stillzeit	• Magen-Darm-Beschwerden • Müdigkeit, Nervosität • Schwindel, Tremor, Neuropathien • Entstehung oder Verschlimmerung einer Herzinsuffizienz • Allergische Reaktionen • Kopfschmerzen • Tinnitus	• Dihydropyridin-Typ

Wirkstoff Handelsnamen	Indikationen	Kontraindikationen	Unerwünschte Wirkungen	Bemerkungen
Verapamil Isoptin®	• KHK • Paroxysmale supraventrikuläre Tachykardie • Vorhofflimmern/-flattern mit schneller AV-Überleitung • Hypertonie	• Überempfindlichkeit gegen Verapamil • Sinusknoten-Syndrom • Herz-Kreislauf-Schock • Akuter Infarkt mit Komplikationen • Ausgeprägte Reizleitungsstörungen • Schwangerschaft • Manifeste Herzinsuffizienz	→ Nitrendipin	• Phenylalkylamin-Typ • Einnahme unzerkaut zum Essen • Tabl. nicht im Liegen einnehmen

Betablocker = Arzneimittel, die eine Affinität zu β-Rezeptoren des Sympathikus besitzen u. somit Wirkung von Stresshormonen, z. B. von Adrenalin u. Noradrenalin, hemmen.

Tab. 4 Betablocker

Wirkstoff Handelsnamen	Indikationen	Kontraindikationen	Unerwünschte Wirkungen	Bemerkungen
Bisoprolol Concor®	• Hypertonie • KHK	→ Carvedilol	→ Carvedilol	→ Carvedilol

Wirkstoff Handelsnamen	Indikationen	Kontraindikationen	Unerwünschte Wirkungen	Bemerkungen
Carvedilol Dilatrend®	• Essenzielle Hypertonie • Chron. stabile Angina pectoris • Stabile symptomatische, chron. Herzinsuffizienz	• Überempfindlichkeit • Manifester Herzinfarkt • Bradykardie • Sinusknoten-Syndrom • AV-Block II. u. III. Grades • Sinuatrialer Block • Schock • Azidose • Akuter Myokardinfarkt • Hypotonie • Bronchiale Hyperreagibilität • Schwere periphere Durchblutungsstörungen	• Rhythmusstörungen • Gefäßengstellung • Erhöhung des Bronchialwiderstandes • Schwindel, Schwitzen, Müdigkeit • Magen-Darm-Beschwerden	• Einnahme unzerkaut vor den Mahlzeiten • Einschleichende Behandlung • Besonders am Beginn der Behandlung engmaschige Puls- u. bei Diabetikern zusätzlich BZ-Kontrolle
Metoprolol Beloc®, Beloc ZOK®, Lopresor®	• Chron. gering bis mäßig ausgeprägte Herzinsuffizienz • Angina pectoris • Hypertonie • Tachykarde Arrhythmien • Hyperkinetisches Herzsyndrom • Migräneprophylaxe		• Kopfschmerzen • Bradykardie • Gleichgewichtsstörungen • Palpitationen • Kältegefühl in Extremitäten • Belastungsdyspnoe • Magen-Darm-Beschwerden	Einnahme unzerkaut nach dem Essen
Sotalol Sotalex®	Tachykarde Herzrhythmusstörungen		• Müdigkeit, Schwindel • Fieber • Verwirrtheit • Angstzustände ↓	Tabl. werden unzerkaut vor den Mahlzeiten eingenommen

Wirkstoff Handelsnamen	Indikationen	Kontraindikationen	Unerwünschte Wirkungen	Bemerkungen
Sotalol *(Forts.)*			• Kopfschmerzen • Brustschmerzen • Geschmacksstörungen • Sehstörungen • Mundtrockenheit • Muskelkrämpfe	

Antihypertensiva = Arzneimittel zur Behandlung des Bluthochdrucks.

Tab. 5 Antihypertensiva

Wirkstoff Handelsnamen	Indikationen	Kontraindikationen	Unerwünschte Wirkungen	Bemerkungen
Enalapril Pres®, Xanef® **Ramipril** Vesdil®	• Hypertonie • Chron. Herzinsuffizienz in Kombination mit Diuretika u. evtl. Digitalis u. Betablockern • Nach Myokardinfarkt • Diabetische Nephropathie mit Makroproteinurie bei Typ-I-Diabetes	• Überempfindlichkeit gegen Wirkstoff oder andere ACE-Hemmer • Angioödeme in der Anamnese • Nierenarterienstenose • Schwangerschaft/Stillzeit • Lithiumtherapie	• Trockener Reizhusten (reversibel nach Absetzen) • Magen-Darm-Störungen • Hypotonie • Schwindel, verschwommenes Sehen • Kopfschmerzen • Ausschlag, Alopezie ↓	Bei Salz- oder Volumenmangel, Herzinfarkt oder schwerer Hypertonie mit der kleinsten Einzeldosis beginnen

Wirkstoff Handelsnamen	Indikationen	Kontraindikationen	Unerwünschte Wirkungen	Bemerkungen
Enalapril/ Ramipril *(Forts.)*			• Nierenfunktionsstörungen • Tachykardie/Tachyarrhythmie • Angina pectoris • Blässe, Erschöpfung • Brustschmerzen • Angioödem (selten, aber lebensbedrohlich) • Geschmacksstörungen • Blutbildstörungen	
α-Methyldopa Presinol®	• Schwangerschaftshypertonus • Essenzielle Hypertonie, in Kombination mit anderen Antihypertonika (insbesondere Diuretika)	• Überempfindlichkeit gegen Methyldopa • Schwere Herzinsuffizienz • Lebererkrankungen • Schwere Nierenfunktionsstörungen • Phäochromozytom • Depression in der Anamnese	• Schläfrigkeit, Benommenheit • Schwindel, Fieber • Mundtrockenheit • Orthostatische Reaktionen • Ödeme • Magen-Darm-Störungen • Hautreaktionen • Potenzstörungen • Gynäkomastie • Galaktorrhö	Dunkelfärbung des Urins

<table>
<tr><th>Wirkstoff
Handelsnamen</th><th>Indikationen</th><th>Kontraindikationen</th><th>Unerwünschte Wirkungen</th><th>Bemerkungen</th></tr>
<tr><td>Valsartan
Diovan®</td><td>• Essenzielle Hypertonie
• Behandlung von Herzinsuffizienz nach vor Kurzem aufgetretenen Myokardinfarkt
• Herzinsuffizienz, wenn ACE-Hemmer oder Betablocker kontraindiziert sind</td><td>• Überempfindlichkeit gegen Valsartan
• Schwere Leberinsuffizienz, biliäre Zirrhose u. Cholestase
• Schwere Niereninsuffizienz
• Schwangerschaft/Stillzeit</td><td rowspan="2">• Schwindel
• Angioödem
• Verdauungsstörungen
• Muskelschmerzen/-krämpfe
• Hyperkaliämie
• Schwächegefühl/Müdigkeit
• Dyspnoe
• Hypotonie
• Kopfschmerzen
• Magen-Darm-Beschwerden
• Hautreaktionen
• Harnstoff im Blut ↑, Serumkreatinin ↑
• Ödeme
• Angina pectoris
• Palpitationen
• Schlaflosigkeit
• Husten
• Obstipation</td><td>Absorption durch Nahrung um bis zu 40 % eingeschränkt</td></tr>
<tr><td>Irbesartan
Aprovel®,
Karvea®</td><td>• Essenzielle Hypertonie
• Behandlung der Nierenerkrankung bei Pat. mit Hypertonie u. Typ-II-Diab. als Teil einer antihypertensiven Therapie</td><td>• Überempfindlichkeit gegen Irbesartan
• Nierenarterienstenose
• Aorten- oder Mitralklappenstenose
• Obstruktive hypertrophe Kardiomyopathie
• Schwangerschaft/Stillzeit</td><td>–</td></tr>
</table>

Wirkstoff Handelsnamen	Indikationen	Kontraindikationen	Unerwünschte Wirkungen	Bemerkungen
Candesartan Atacand®	• Essenzielle Hypertonie • Herzinsuffizienz u. eingeschränkte linksventrikuläre systolische Funktion zusätzlich zu ACE-Hemmern oder bei ACE-Hemmer-Intoleranz	• Überempfindlichkeit gegen Candesartan • Schwere Leberschädigung u./oder Cholestase • Nierenarterienstenose • Aorten- oder Mitralklappenstenose • Obstruktive hypertrophe Kardiomyopathie • Schwangerschaft/Stillzeit	→ Valsartan	–
Olmesartan Votum®, Olmetec®	Essenzielle Hypertonie	• Gallenwegsobstruktion • Nierenarterienstenose • Eingeschränkte Nieren- u. Leberfunktion • Aorten- oder Mitralklappenstenose • Obstruktive hypertrophe Kardiomyopathie • Gleichzeitige Anwendung von Lithium • Schwangerschaft/Stillzeit	→ Valsartan	–

Wirkstoff Handelsnamen	Indikationen	Kontraindikationen	Unerwünschte Wirkungen	Bemerkungen
Clonidin Catapressan®	Hypertonie, sofern nicht durch ein Phäochromozytom bedingt	• Überempfindlichkeit gegen Clonidin • Erregungsbildungs- u. Erregungsleitungsstörungen des Herzens • Bradykardie • Endogene Depression • Schwangerschaft: strenge Indikationsstellung • Stillzeit	• Sedierung • Mundtrockenheit • Trockene Augen • Austrocknung der Nasenschleimhäute • Schlafstörungen, Albträume • Wahrnehmungsstörungen • Orthostatische Reaktionen • Ödeme • Magen-Darm-Störungen • Hautreaktionen • Potenzstörungen	Auch subkutan u. sublingual verabreichbar

Antikoagulanzien = Arzneimittel, die durch verminderte Fibringerinnselbildung den endgültigen Wundverschluss verhindern. Die sekundäre Hämostase wird gestört.

! Bei Macumargabe Blutungsgefahr! Immer darauf achten, dass regelmäßig der INR u. Quick gemessen wird!

Tab. 6 Antikoagulanzien

Wirkstoff Handelsnamen	Indikationen	Kontraindikationen	Unerwünschte Wirkungen	Bemerkungen
Cumarine				
Phenprocoumon Marcumar®	• Behandlung u. Prophylaxe von Thrombose u. Embolie • Langzeitantikoagulation	• Überempfindlichkeit gegen Phenprocoumon • Erkrankungen, die mit einer erhöhten Blutungsneigung einhergehen • Erkrankungen, bei denen der Verdacht einer Läsion des Gefäßsystems besteht • Ausgedehnte offene Wunden • I. m. Injektionen, Lumbalpunktionen, rückenmarksnahe Regionalanästhesien, Angiografien • Schwangerschaft/Stillzeit	• (Magen-Darm)-Blutungen • Allergien • Nasenbluten, Hämaturie • Zahnfleischbluten • Starke Hämatombildung nach Trauma • Hautnekrosen an Brüsten, Hüften, Gesäß, Oberschenkel • Ikterus • Magen-Darm-Störungen • Haarausfall	• Dosierung richtet sich nach aktueller INR • Gerinnungshemmende Wirkung setzt nach ca. 36–72 Std ein; falls rasche Antikoagulation erforderlich ist, muss Therapie mit Heparin eingeleitet werden

Wirkstoff Handelsnamen	Indikationen	Kontraindikationen	Unerwünschte Wirkungen	Bemerkungen
Niedermolekulare Heparine (NMH)				
Certoparin Mono Embolex®	• Prophylaxe von Gefäßverschlüssen bei Hüftgelenks-OPs u. allgemeinchirurgischen Eingriffen im Bauchraum • Primärprophylaxe venöser Thrombosen bei Pat. mit akutem ischämischen Schlaganfall	Folgende Kontraindikationen gelten für **alle** Niedermolekularen Heparine (NMH): • Immunologisch bedingte Thrombozytopenie (Typ II) auf Heparin • Hämorrhagische Diathese • Akute oder weniger als 6 Monate zurückliegender hämorrhagischer Schlaganfall oder andere intrakranielle Blutung • Aktive, klinisch signifikante Blutungen • Intrakranielle Erkrankungen • Magen-Darm-Ulzera • Verletzungen oder OPs am ZNS, Auge oder Ohr • Unkontrollierbare schwere Hypertonie • Schwere Leber- u. Nierenfunktionsstörungen ↓	• Dosisabhängige offene oder okkulte Blutungskomplikationen an verschiedenen Körperstellen • Subkutane Hämatome, Erythem, Irritationen an der Injektionsstelle • Leichte vorübergehende Thrombozytopenie • Transaminasen ↑ • Hypertonie • Magen-Darm-Beschwerden • Allergische Erscheinungen	Fertigspritze mit Sicherheitssystem: sobald Spritze vollständig entleert ist, zieht sich Nadel selbsttätig ins Innere des Sicherheitssystems zurück

Wirkstoff Handelsnamen	Indikationen	Kontraindikationen	Unerwünschte Wirkungen	Bemerkungen
Dalteparin Fragmin®	Peri- u. postoperative Primärprophylaxe tiefer Venenthrombosen mit niedrigem, mittlerem u. hohem Risiko	↑ • Erkrankungen, die mit einer erhöhten Blutungsneigung einhergehen • Erkrankungen, bei denen der Verdacht einer Läsion des Gefäßsystems besteht • Endokarditis • Retinopathie, Glaskörperblutungen • Abortus imminens • Vorsicht bei gleichzeitiger Anwendung oraler Antikoagulanzien • Schwangerschaft: sehr strenge Indikationsstellung • I. m. Injektionen, Lumbalpunktionen, rückenmarksnahe Regionalanästhesien, Angiografien → Risiko massiver Blutungen ↓	→ Certoparin	–
Nadroparin Fraxiparin®	• Prophylaxe tiefer Venenthrombosen mit niedrigem, mittlerem u. hohem Risiko • Therapie tiefer Venenthrombosen • Thromboseprophylaxe u. Gerinnungshemmung bei extrakorporalem Kreislauf während Hämodialyse u. Hämofiltration		→ Certoparin	Subkutane Applikation an der seitlichen Bauchwand oder am Oberschenkel

Wirkstoff Handelsnamen	Indikationen	Kontraindikationen	Unerwünschte Wirkungen	Bemerkungen
Tinzaparin Innohep®	• Prophylaxe tiefer Venenthrombosen mit niedrigem bis mittlerem Risiko • Innohep® 20.000 Anti-Xa: Therapie tiefer Venenthrombosen u. Lungenembolien	↑ • Neugeborene, insbesondere unreife Frühgeborene (Gehalt an Benzylalkohol) • Schwere Pankreaserkrankungen	→ Certoparin	–
Enoxaparin Clexane®	• Peri- u. postoperative Primärprophylaxe tiefer Venenthrombosen mit niedrigem oder mittlerem Risiko • Tiefe Venenthrombosen mit u. ohne Lungenembolie • Prävention von erneut auftretender schwerer Angina pectoris oder einem drohenden Myokardinfarkt bei instabiler Angina pectoris u. Nicht-ST-Hebungs-Myokardinfarkts ↓	→ Certoparin	→ Certoparin	–

Wirkstoff Handelsnamen	Indikationen	Kontraindikationen	Unerwünschte Wirkungen	Bemerkungen
Enoxaparin *(Forts.)*	• Thromboseprophylaxe u. Gerinnungshemmung bei extrakorporalem Kreislauf während Hämodialyse • Internistische Erkrankungen mit hohem thromboembolischem Risiko • Peri- u. postoperative Primärprophylaxe tiefer Venenthrombosen bei hohem Thromboserisiko			

Thrombozytenaggregationshemmer = Arzneimittel, die die Zusammenballung von Thrombozyten in den Arterien hemmen. Die primäre Hämostase wird gestört.

Tab. 7 Thrombozytenaggregationshemmer

Wirkstoff Handelsnamen	Indikationen	Kontraindikationen	Unerwünschte Wirkungen	Bemerkungen
Acetylsalicylsäure Aspirin protect 100/300®	Thrombozytenaggregationshemmung: • Bei instabiler Angina pectoris • Bei akutem Myokardinfarkt • Zur Reinfarktprophylaxe • Nach arteriellen gefäßchirurgischen oder interventionellen Eingriffen • Zur Prophylaxe von TIA u. Hirninfarkten, nachdem Vorläuferstadien aufgetreten sind	• Überempfindlichkeit gegen Salicylate oder andere NSAR • Magen-Darm-Ulzera • Asthmatisch-allergische Erkrankungen • Leber- u. Nierenversagen • Schwere Herzinsuffizienz • Gleichzeitige Behandlung mit Methotrexat in einer Dosierung von 15 mg oder mehr pro Woche • Vorsicht bei Kindern (cave: Reye-Syndrom), in Schwangerschaft/Stillzeit u. präoperativ	• Magen-Darm-Beschwerden, z. B. Sodbrennen, Übelkeit • Magen-Darm-Blutungen • Allergien • Verengungen der Atemwege v. a. bei Asthmatikern	„protect“ bei magenempfindlichen Personen
Clopidogrel Iscover®, Plavix®	Prävention atherothrombotischer Prozesse bei Erwachsenen bei • Z. n. ischämischem Schlaganfall ↓	• Überempfindlichkeit gegen Clopidogrel • Schwere Nieren- u. Leberfunktionsstörungen • Akute pathologische Blutung ↓	• Hämatome • Hämaturie • Augenblutungen • Neutropenie • Thrombozytopenie ↓	Thrombozytenfunktion normalisiert sich i. d. R. innerhalb von 5 Tagen nach ↓

Wirkstoff Handelsnamen	Indikationen	Kontraindikationen	Unerwünschte Wirkungen	Bemerkungen
Clopidogrel *(Forts.)*	• Z. n. Herzinfarkt • Nachgewiesener peripherer arterieller Verschlusskrankheit • Akutem Koronarsyndrom	• Cave: gleichzeitige Anwendung von Clopidogrel mit anderen oralen Antikoagulanzien (Blutungsneigung ↑) • Schwangerschaft/Stillzeit	• Bauchschmerzen • Gastritis • Obstipation • Magen-Darm-Beschwerden • Hautausschläge • Dyspnoe • Rhinitis • Bronchitis, Husten • Kopfschmerzen • Schwindel	Beendigung der Therapie
Dipyridamol Kombination mit ASS: Aggrenox®	• Unterstützende Nachbehandlung des Herzinfarktes in Kombination mit ASS • Sekundärprävention von ischämischen Schlaganfällen u. TIA	• Überempfindlichkeit gegen Dipyridamol u. ASS • Schwere KHK • Linksventrikuläre Ausflussbehinderung oder hämodynamische Instabilität • Bestehende Magen-Darm-Ulzera • Krankhaft erhöhte Blutungsneigung • Schwangerschaft: 1. u. 2. Trimenon: strenge Indikationsstel- ↓	• Kopfschmerzen, Benommenheit, Schwindel • Magen-Darm-Beschwerden • Eisenmangelanämie • Verschlechterung der Symptome einer KHK • Hitzewallungen ↓	Einnahme während oder nach den Mahlzeiten

Wirkstoff Handelsnamen	Indikationen	Kontraindikationen	Unerwünschte Wirkungen	Bemerkungen
Dipyridamol *(Forts.)*		lung, im 3. Trimenon kontraindiziert • Stillzeit: strenge Indikationsstellung	• Erosive Gastritis, Magen-Darm-Ulzera • Muskelschmerzen • Überempfindlichkeitsreaktionen	

Lipidsenker = Arzneimittel, die auf unterschiedliche Art u. Weise zur Absenkung des Cholesterin- bzw. Triglyzeridspiegels führen.

Tab. 8 Lipidsenker

Wirkstoff Handelsnamen	Indikationen	Kontraindikationen	Unerwünschte Wirkungen	Bemerkungen
CSE-Hemmer (Statine)				
Atorvastatin Sortis®	• Hypercholesterinämie • Vorbeugung kardiovaskulärer Erkrankungen (Primärprävention)	Folgende Kontraindikationen gelten für **alle** CSE-Hemmer (Statine): • Lebererkrankungen • Muskelerkrankungen • Frauen im gebärfähigen Alter, die keine geeignete Verhü- ↓	Folgende unerwünschte Wirkungen gelten für **alle** CSE-Hemmer (Statine): • Magen-Darm-Beschwerden • Leberschäden • Myotoxizität mit ↓	Folgende Bemerkungen gelten für **alle** CSE-Hemmer (Statine): • Blockieren Syntheseenzym der körpereigenen Cholesterinsynthese • Keine gleichzeitige ↓

Wirkstoff Handelsnamen	Indikationen	Kontraindikationen	Unerwünschte Wirkungen	Bemerkungen
Pravastatin Mevalotin®, Pravasin®	• Hypercholesterinämie • Primäre Prävention • Sekundäre Prävention • Posttransplantations-hyperlipidämie bei Pat., die nach Organtransplantation eine immunsuppressive Therapie erhalten	↑ tungsmethode anwenden • Wesentlich (um mehr als das 5-Fache) erhöhte CK-Werte • Schwangerschaft/ Stillzeit	↑ Muskelschmerzen, -schwäche u. -krämpfen • Allergische Reaktionen • Kopfschmerzen, Benommenheit, Schlafstörungen • Rückenschmerzen • Periphere Ödeme • BZ-Spiegelveränderungen • Haarausfall • Leberenzyme ↑	↑ Therapie mit Enzyminhibitoren (z. B. Ciclosporin), Warfarin, Gemfibrozil • Nicht mit Grapefruitsaft einnehmen • Einnahme abends
Simvastatin Denan®, Zocor®	• Hypercholesterinämie • Kardiovaskuläre Prävention			
Austauschharze				
Colestyramin Lipocol® Merz, Quantalan®	• Primäre Hypercholesterinämie • Cholagoge Diarrhöen • Pruritus oder Ikterus bei partiellem Gallengangsverschluss • Als Kombinations- ↓	• Darmverschluss oder Gallengangverlegung • Obstipation	• Magen-Darm-Beschwerden • Allergische Reaktionen • Verminderte Resorption fettlöslicher Vitamine	Einschleichende Dosierung

Wirkstoff Handelsnamen	Indikationen	Kontraindikationen	Unerwünschte Wirkungen	Bemerkungen
Colestyramin *(Forts.)*	therapeutikum mit anderen Lipidsenkern			
Fibrate				
Etofibrat Lipo-Merz® **Etofyllin-clofibrat** Duolip® **Fenofibrat** Lipidil®	• Primäre Hyperlipoproteinämien: familiäre Hypercholesterinämien, familiäre Hypertriglyzeridämien, familiäre kombinierte Hyperlipidämien • Sekundäre Hyperlipidämien: Hypercholesterinämien	• Gallenblasenerkrankungen • Pat. unter Dialyse • Schwangerschaft/ Stillzeit • Leberinsuffizienz • Niereninsuffzienz	• Magen-Darm-Beschwerden • Serumkreatinin ↑ • Überempfindlichkeitsreaktionen • Kopfschmerzen, Schwindel • Cholestase • Photosensibilität • Myotoxizität mit Muskelschmerzen, -schwäche u. -krämpfen	• Verstärken Wirkung von Antikoagulanzien u. Sulfonamiden • Keine gleichzeitige Therapie mit CSE-Hemmern

Orale Antidiabetika = Arzneimittel zur Behandlung des Diab. mellitus, die oral eingenommen werden.

Tab. 9 Orale Antidiabetika

<table>
<tr><th>Wirkstoff Handelsnamen</th><th>Indikationen</th><th>Kontraindikationen</th><th>Unerwünschte Wirkungen</th><th>Bemerkungen</th></tr>
<tr><td>Gliquidon
Glurenorm®</td><td>Nicht insulinabhängiger Diab. mellitus bei Erwachsenen</td><td rowspan="3">• Überempfindlichkeit gegen Sulfonylharnstoffe, Sulfonamide
• Typ-I-Diab.
• Eingeschränkte Leber- oder Nierenfunktion
• Diabetisches Koma
• Ketoazidose
• Schwangerschaft/Stillzeit</td><td rowspan="3">• Hypoglykämien
• Magen-Darm-Beschwerden
• Allergische Hautreaktionen
• Gewichtszunahme
• Leberenzymwerte ↑
• Blutbildveränderungen</td><td>• Verstärkend wirken Betablocker, Salicylate, Cumarine, Clofibrat, Alkohol
• Einnahme ½ Std. vor Mahlzeit</td></tr>
<tr><td>Glibenclamid
Euglucon®</td><td rowspan="2">Behandlung von Diab. mellitus Typ II</td><td>Einnahme: vor Mahlzeit</td></tr>
<tr><td>Glimepirid
Amaryl®</td><td>Verstärkend wirken Betablocker, Salicylate, Cumarine, Clofibrat, Alkohol</td></tr>
<tr><td>Acarbose
Glucobay®</td><td>Zusatztherapie bei Pat. mit Diab. mellitus in Verbindung mit Diät</td><td>• Chron. Darmerkrankungen
• Schwere Niereninsuffizienz
• Kinder < 18 Jahre</td><td>• Blähungen
• Völlegefühl</td><td>Einnahme: zu Beginn der Mahlzeit</td></tr>
</table>

Wirkstoff Handelsnamen	Indikationen	Kontraindikationen	Unerwünschte Wirkungen	Bemerkungen
Repaglinid Novo-Norm®	Behandlung von Diab. mellitus Typ II	• Typ-I-Diab. • Diabetische Ketoazidose • Kinder < 12 Jahre • Schwere Leberfunktionsstörungen • Schwangerschaft/Stillzeit	• Hypoglykämie • Sehstörungen • Leberenzymwerte ↑ • Grippeähnliche Symptome • Rückenschmerzen • Kopfschmerzen • Infektionen obere Atemwege	• Wirkung setzt schnell ein, Wirkdauer kurz → geringere Hypoglykämiegefahr • Einnahme vor Mahlzeit
Metformin Glucophage®	Diab. mellitus Typ II	• Diabetische Ketoazidose • Schwere Nierenfunktionsstörungen • Kardiale oder respiratorische Insuffizienz • Frischer Myokardinfarkt • Leberinsuffizienz	• Magen-Darm-Beschwerden • Kopfschmerzen • Schwindel • Blutbildveränderungen • Gefahr der Laktatazidose	• Anwendung in Monotherapie oder in Kombination mit anderen Antidiabetika bzw. Insulin • Keine Gewichtszunahme u. Hypoglykämie

Insuline = blutzuckersenkende Hormone, die vor allem in der Therapie des Diab. mellitus Typ I eingesetzt werden

! Bei Bewusstlosigkeit unklarer Ursache immer BZ messen! Stets von Hypoglykämie ausgehen. Ohne aktuellen BZ-Wert nie Insulin, sondern Glukose geben u. Wirkung abwarten.

! Auf die Konzentration des Insulins achten! Es gibt U-40-Insulin (1 ml ≙ 40 IE Insulin z. B. in Ampullen) u. U-100-Insulin (1 ml ≙ 100 IE Insulin, z. B. in Pens). Nie mit einer Insulinspritze Insulin aus einem Pen ziehen!

Tab. 10 Insuline

Insulinart Handelsnamen	Spritz-Ess-Abstand (SEA)	Wirkungseintritt	Max. Wirkung	Wirkungsdauer
Kurz wirksame Insuline				
Normalinsulin (Altinsulin) Insuman Rapid®	15 Min.	Nach 15–30 Min.	Nach 2–3 Std.	4–6 Std.*
Schnell (kurz) wirksame Insulin-analoga **Lispro** **Aspart** **Glulisin** Humalog® NovoRapid® Apidra®	Kein SEA, Spritzen auch nach dem Essen möglich	Nach 10–15 Min.	Nach 1 Std. (Korrekturen nach 2,5 Std. möglich)	2–3 Std.*

Insulinart Handelsnamen	Spritz-Ess-Abstand (SEA)	Wirkungseintritt	Max. Wirkung	Wirkungsdauer
Verzögerungsinsuline				
Lang wirksame Insulinanaloga **Insulin Glargin** **Insulin Detemir** Lantus® Levemir®	Unabhängig von den Mahlzeiten	Nach 3–4 Std. Nach ca. 3 Std.	Nach 6–14 Std. Nach 4–6 Std.	14–24 Std.* 8–10 Std.*
NPH-Verzögerungsinsulin (Intermediärinsulin) Insuman® basal, Insulin Protaphane® HM	Unabhängig von den Mahlzeiten	Nach 1,5–2 Std.	Nach 4–6 Std.	8–12 Std.*
Mischinsuline				
NPH-Mischinsulin (Mischung aus Normalinsulin u. NPH-Verzögerungsinsulin) • **Mit 30 % Normalinsulin, 70 % NPH-Insulin** Actraphane® 30/70, Berlininsulin® 30/70 • **Mit 25 % Normalinsulin, 75 % NPH-Insulin** Insuman® comb. 25 • **Mit 50 % Normalinsulin, 50 % NPH-Insulin** Insuman® comb. 50	15–45 Min.	Nach 30–45 Min.**	Nach 3–4 Std.**	6–8 Std.**

Insulinart Handelsnamen	Spritz-Ess-Abstand (SEA)	Wirkungseintritt	Max. Wirkung	Wirkungsdauer
Analog/Protamin-Mischinsulin (Mischung aus Analoginsulin u. Protamin) • **Mit 30 % Aspart, 70 % Protamin** Novomix® 30	Kein SEA	Nach 10–15 Min.	Nach 3–4 Std.	6–8 Std.*

* Bei höherer Dosierungen verlängert sich die Gesamtinsulinwirkung in direkter Abhängigkeit
** Je nach Mischungsanteilen

Schilddrüsenhormone = Schilddrüsentherapeutika Thyroxin (T_4) u. Trijodthyronin (T_3)

Schilddrüsenmedikamente müssen immer ca. ½ Stunde vor der Mahlzeit eingenommen werden!

Tab. 11 Schilddrüsenhormone

Wirkstoff Handelsnamen	Indikationen	Kontraindikationen	Unerwünschte Wirkungen	Bemerkungen
L-Thyroxin (T_4) L-Thyroxin® Henning, Euthyrox®	• Hypothyreose • Begleittherapie bei thyreostatischer Behandlung einer Hyperthyreose nach Erreichen einer euthyreoten Funktionslage ↓	• Bekannte Überempfindlichkeit gegen Wirkstoff • Unbehandelte Hyperthyreose • Unbehandelte adrenale Insuffizienz ↓	• Tachykardien • Herzklopfen • Pectanginöse Beschwerden • Magen-Darm-Beschwerden • Schlaflosigkeit • Muskelkrämpfe ↓	• Längere Plasma-Halbzwertzeit (~ 7 Tage) als Trijodthyronin • Lässt sich besser steuern • Tabl. morgens mind. 30 Min. vor Frühstück einnehmen ↓

Wirkstoff Handelsnamen	Indikationen	Kontraindikationen	Unerwünschte Wirkungen	Bemerkungen
L-Thyroxin (T_4) *(Forts.)*	• Prophylaxe einer Rezidivstruma nach Resektion einer Struma mit euthyreoter Funktionslage • Benigne Struma mit euthyreoter Funktionslage	• Unbehandelte hypophysäre Insuffizienz • Akuter Myokardinfarkt • Angina pectoris • Kardiomyopathien	• NW insbesondere bei Überdosierung bzw. zu rascher Dosissteigerung	• Einschleichende Dosierung • Häufig lebenslange Therapie • Ionenaustauscherharze hemmen Resorption, sollten deshalb erst 4–5 Std. nach der Einnahme verabreicht werden • Resorptionsverminderung bei gleichzeitiger Gabe von mehrwertigen Kationen (z. B. Ca^{2+}, Mg^{2+}) → mind. 2 Std. Einnahmeabstand einhalten • Sojaprodukte können Resorption hemmen

Wirkstoff Handelsnamen	Indikationen	Kontraindikationen	Unerwünschte Wirkungen	Bemerkungen
Trijodthyronin (T_3) In Kombination mit Levothyroxin: Prothyrid®	→ L-Thyroxin (T_4)	→ L-Thyroxin (T_4)	→ L-Thyroxin (T_4)	• Häufig lebenslange Therapie • Morgens mind. 30 Min. vor Frühstück einnehmen • Ionenaustauscherharze hemmen Resorption, sollten deshalb erst 4–5 Std. nach der Einnahme verabreicht werden • Resorptionsverminderung bei gleichzeitiger Gabe von mehrwertigen Kationen (z. B. Ca^{2+}, Mg^{2+}) → mind. 2 Std. Einnahmeabstand einhalten • Sojaprodukte können Resorption hemmen

Jodsalze = Substanzen, die in geringen Dosen die Schilddrüsenhormonsynthese fördern, in hohen Dosen dagegen thyreostatische Wirkung zeigen.

Tab. 12 Jodsalze

Wirkstoff Handelsnamen	Indikationen	Kontraindikationen	Unerwünschte Wirkungen	Bemerkungen
Kaliumjodid Jodid®, Jodetten®	• Prophylaxe u. Therapie euthyreote Struma • Vorbereitung OP (wirken in hohen Dosen hemmend auf Schilddrüsenhormonfreisetzung)	• Überempfindlichkeit gegen Kaliumjodid • Manifeste Hyperthyreose • Autonomes Adenom sowie fokale u. diffuse Autonomien der Schilddrüse bei Dosierungen von 300–1.000 µg pro Tag • Echte Jodallergie • Dermatitis herpetiformis Duhring	• Jodinduzierte Hyperthyreose • Allergische Reaktionen • Bei zu hoher Dosierung: Kropfbildung (iatrogene Struma)	• Einnahme nach den Mahlzeiten • Oft lebenslange Therapie

Antitussiva = Arzneimittel, die den Hustenreflex unterdrücken, sodass Häufigkeit u. Intensität der Hustenstöße verringert werden.

Antitussiva am Abend verabreichen, so kann der Pat. in der Nacht ruhen.

Tab. 13 Antitussiva

Wirkstoff Handelsnamen	Indikationen	Kontraindikationen	Unerwünschte Wirkungen	Bemerkungen
Codein Tryasol®, Codipront®	Symptomatische Behandlung von Reizhusten	Überempfindlichkeit gegen Codein	Abhängigkeitspotenzial	Wird im Körper zu Morphin umgewandelt, deshalb auch analgetisch wirksam
Dihydrocodein (DHC) Paracodin®	Kurzfristige, symptomatische Behandlung von Reizhusten	Überempfindlichkeit gegen DHC		
Noscapin Capval®	Unproduktiver Reizhusten	• Überempfindlichkeit gegen Noscapin • Produktiver Husten • Gleichzeitige Einnahme zentraldämpfender Arzneistoffe oder Alkohol	• Kopfschmerzen, Benommenheit • Gastrointestinale Beschwerden • Allergische Reaktionen • Dyspnoe, Brustschmerzen	• Bronchospasmolytische Wirkung • Keine analgetische Wirkung • Zentrale Wirkung am Hustenzentrum in der Medulla oblongata • Kann evtl. Aufmerksamkeit u. Reaktionsvermögen beeinträchtigen

Wirkstoff Handelsnamen	Indikationen	Kontraindikationen	Unerwünschte Wirkungen	Bemerkungen
Dextromethorphan Neo Tussan®	Symptomatische Behandlung von Reizhusten	• Asthma bronchiale/COPD • Pneumonie • Ateminsuffizienz • Gleichzeitige Anwendung von MAO-Hemmern • Stillzeit	• Leichte Müdigkeit • Schwindelgefühle • Gastrointestinale Beschwerden • Überempfindlichkeitsreaktionen	Schwache sedierende u. analgetische Wirkung

Expektoranzien u. Sekretolytika

Expektoranzien u. Sekretolytika = Arzneimittel, die das Abhusten u. so die Schleimentfernung aus den oberen Atemwegen fördern, wirken sekretolytisch (schleimlösend durch Stimulierung der Bildung dünnflüssigen Schleims), mukolytisch (schleimlösend durch Verflüssigung zähen Schleims) u./oder sekretomotorisch (besserer Abtransport des Schleims durch vermehrte Bewegung der Flimmerhärchen).

Tab. 14 Expektoranzien u. Sekretolytika

Wirkstoff Handelsnamen	Indikationen	Kontraindikationen	Unerwünschte Wirkungen	Bemerkungen
Saponine Prospan®, Hedelix®, Sinuc® (Efeublätter)	• Zur Besserung der Beschwerden bei chron.-entzündlichen Bronchialerkrankungen ↓	• Überempfindlichkeit gegen Zubereitungen aus Efeu • Kinder < 1 Jahr ↓	• Magenbeschwerden, Übelkeit, Erbrechen • Allergische Reaktionen ↓	• Reizen die Magenschleimhaut, dadurch reflektorische Stimulation der Bron- ↓

Wirkstoff Handelsnamen	Indikationen	Kontraindikationen	Unerwünschte Wirkungen	Bemerkungen
Saponine *(Forts.)*	• Akute Entzündungen der Atemwege mit Husten	• Schwangerschaft/ Stillzeit	• In hohen Dosen Brechreiz erregend	chialsekretion • Efeu wirkt auch bronchospasmolytisch
Ipalat® (Primelwurzel)	• Husten • Atemwegskatarrhe • Chron. Bronchitis	• Gastritis • Magengeschwür	Allergische Reaktionen	
Ätherische Öle Gelomyrtol forte®, Exeu®, Soledum Aspecton®, Sanopin®, Pinimenthol®, Pulmotin®, Transpulmin®	• Akute u. chron. Bronchitis • Sinusitis	• Überempfindlichkeit gegen Myrtol oder einen anderen Bestandteil • Entzündliche Erkrankungen im Magen-Darm-Bereich u. im Bereich der Gallenwege • Schwere Lebererkrankungen • Schwangerschaft/ Stillzeit: strenge Indikationsstellung	• Gastrointestinale Beschwerden • Überempfindlichkeitsreaktionen	• Direkte Steigerung der Bronchialsekretion u. sekretomotorische Wirkung • Auch bei peroraler Applikation wirksam durch Ausscheidung über die Lunge • Gut zu inhalieren • Vorsicht bei Säuglingen u. Kleinkindern: Gefahr eines Bronchospasmus bei Anwendungen zum Einreiben/Inhalieren

Wirkstoff Handelsnamen	Indikationen	Kontraindikationen	Unerwünschte Wirkungen	Bemerkungen
Bromhexin Bisolvon®	Sekretolytische Therapie bei akuten u. chron. bronchopulmonalen Erkrankungen, die mit einer Störung von Schleimbildung u. -transport einhergehen	• Überempfindlichkeit gegen Wirkstoff • Malignes Ziliensyndrom • Eingeschränkte Nierenfunktion • Schwere Lebererkrankungen	• Schwindel • Kopfschmerzen • Magen-Darm-Beschwerden • Fieber • Überempfindlichkeitsreaktionen • Bronchospasmus	• Einnahme vorzugsweise nach dem Essen • Schleimlösende Wirkung wird durch Flüssigkeitszufuhr unterstützt
Ambroxol Mucosolvan®			• Magen-Darm-Beschwerden • Überempfindlichkeitsreaktionen • Trockenheit des Mundes u. der oberen Atemwege • Gesichtsschwellungen, Atemnot • Temperaturanstieg, Schüttelfrost • Obstipation • Dysurie	

Wirkstoff Handelsnamen	Indikationen	Kontraindikationen	Unerwünschte Wirkungen	Bemerkungen
Acetylcystein (ACC) ACC akut®, Fluimucil®, NAC-ratiopharm®, Bromuc®	Verflüssigung des Schleims u. Erleichterung des Abhustens bei akuten u. chron. bronchopulmonalen Erkrankungen, die mit einer Störung von Schleimbildung u. -transport einhergehen	• Überempfindlichkeit gegen Acetylcystein • Kinder < 1 Jahr: strenge Indikationsstellung • Gleichzeitige Therapie mit Antitussiva → wegen des eingeschränkten Hustenreflexes Gefahr eines gefährlichen Sekretstaus • Leber- oder Nierenversagen • Ulkusanamese • Schwangerschaft/Stillzeit: strenge Indikationsstellung	• Magen-Darm-Beschwerden • Allergische Reaktionen • Kopfschmerzen • Tinnitus • Dyspnoe, Bronchospasmen	• Mukolytische Wirkung • Auch als Antidot bei Paracetamolvergiftungen

Diuretika = Arzneimittel, die eine vermehrte Harnausscheidung bewirken.

! Bei Diuretikagabe auf Flüssigkeitsbilanz des Pat. achten. Gefahr der Dehydration!

Tab. 15 Diuretika

Wirkstoff Handelsnamen	Indikationen	Kontraindikationen	Unerwünschte Wirkungen	Bemerkungen
Hydrochlorothiazid Esidrix®, Disalunil®	• Kardiale, hepatische u. renale Ödeme • Arterielle Hypertonie • Adjuvante symptomatische Therapie der chron. Herzinsuffizienz zusätzlich zu ACE-Hemmern	• Überempfindlichkeit gegen Hydrochlorothiazid, andere Thiazide u. Sulfonamide • Schwere Nieren- u. Leberfunktionsstörungen • Akute Glomerulonephritis • Hypokaliämie/-natriämie • Hypovolämie • Hyperkalzämie/-urikämie • Schwangerschaft/Stillzeit	• Herzrhythmusstörungen • Hyperurikämie • Hyperglykämie • Serumlipide ↑ • Störungen im Flüssigkeits- u. Elektrolythaushalt • Thrombozytopenie • Pankreatitis • Gastrointestinale Beschwerden • Orthostatische Störungen	• Ausscheidung ↑: Natrium, Chlorid, Kalium, Magnesium • Ausscheidung ↓: Kalzium, Phosphat • Auf ausreichende Flüssigkeitszufuhr achten • Erhöhte Kaliumverluste: kaliumreiche Nahrungsmittel bevorzugen

Wirkstoff Handelsnamen	Indikationen	Kontraindikationen	Unerwünschte Wirkungen	Bemerkungen
Furosemid Lasix®, Diurapid®, Furanthril®	• Ödeme • Arterielle Hypertonie • Unterstützende Maßnahme bei Hirnödemen • Oligurie infolge einer Gestose	• Überempfindlichkeit gegen Furosemid oder andere Sulfonamide • Nierenversagen mit Anurie • Coma u. Praecoma hepaticum • Schwere Hyponatriämie/-kaliämie • Hypovolämie • Gicht • Hypotonie • Stillzeit • Schwangerschaft: strenge Indikationsstellung	• Störungen des Elektrolytstoffwechsels • Serumharnsäurespiegel ↑ • Thrombozytopenie • Juckreiz, Haut- u. Schleimhautreaktionen • Gastrointestinale Beschwerden • Metabolische Alkalose • Hyperglykämie	• Ausscheidung ↑: Natrium, Chlorid, Kalium, Magnesium Kalzium • Kaliumreiche Kost sinnvoll
Torasemid Torem®, Unat®	• Arterielle Hypertonie • Behandlung u. Prophylaxe kardialer Ödeme u./oder Ergüsse aufgrund einer Herzinsuffizienz	• Nierenversagen mit Anurie • Coma u. Praecoma hepaticum • Schwere Hyponatriämie/-kaliämie • Hypovolämie • Gicht • Miktionsstörungen • Kardiale Arrhythmien ↓	• Dehydratation bzw. Hypovolämie → Hypotonie, orthostatische Störungen, Mundtrockenheit, Kopfschmerzen, Schwindel • Verschlechterung einer metabolischen Alkalose ↓	

Wirkstoff Handelsnamen	Indikationen	Kontraindikationen	Unerwünschte Wirkungen	Bemerkungen
Torasemid *(Forts.)*		• Gleichzeitige Therapie mit Lithium, Aminoglykosid oder Cephalosporin • Krankhafte Blutbildveränderungen • Kinder < 12 Jahre • Stillzeit • Schwangerschaft: strenge Indikationsstellung	• Gastroinstestinale Beschwerden • Muskelkrämpfe • Allergische Reaktionen • Xerostomie • Serumharnsäurespiegel ↑ • Serumlipide ↑ • Serumglukose ↑ • Bestimmte Leberenzyme ↑	
Spironolacton Aldactone®	• Primärer Hyperaldosteronismus • Ödeme u./oder Aszites, die mit einem sekundären Hyperaldosteronismus einhergehen	• Anurie • Akutes Nierenversagen • Schwere Niereninsuffizienz • Hyperkaliämie • Hyponatriämie • Hypovolämie oder Dehydratation • Hypotonie	• Reversible Gynäkomastie bei Männern • Bedrohliche Hyperkaliämien • Kopfschmerzen • Schläfrigkeit • Ataxie • Verwirrungszustände • Harnsäurespiegel ↑ • Thrombozytopenie ↓	• Ausscheidung ↑: Natrium, Chlorid • Ausscheidung ↓: Kalium, Magnesium Bei Frauen: Gefahr des Hirsutismus u. einer Vertiefung der • Stimmlage; bei Männern: ↓

Wirkstoff Handelsnamen	Indikationen	Kontraindikationen	Unerwünschte Wirkungen	Bemerkungen
Spironolacton *(Forts.)*			• Durch Spironolacton induzierte Antikörper • Agranulozytose • Überempfindlichkeitsreaktionen	Erhöhung der Stimmlage (bei beiden nicht reversibel! Sorgfältige Risiko-Nutzen-Abwägung)
Triamteren Triampur compositium®	• Arterielle Hypertonie • Ödeme	• Schwere Nierenfunktionsstörungen • Nierenversagen mit Anurie • Coma u. Praecoma hepaticum • Schwere Hyponatriämie/-kaliämie • Hypovolämie • Hyperkaliämie/-kalzämie • Diab. mellitus • Gicht • Schwangerschaft/Stillzeit	• Störungen im Flüssigkeits- u. Elektrolythaushalt • Hyperurikämie • Gastrointestinale Beschwerden • Hypotonie, orthostatische Regulationsstörungen • Muskelschmerzen/-krämpfe ↓	• Ausscheidung ↑: Natrium, Chlorid • Ausscheidung ↓: Kalium, Magnesium • Vorsicht beim Tragen von Kontaktlinsen, da eingeschränkte Bildung von Tränenflüssigkeit!

Wirkstoff Handelsnamen	Indikationen	Kontraindikationen	Unerwünschte Wirkungen	Bemerkungen
Triamteren *(Forts.)*			• Mundtrockenheit, Durst, Schwindelgefühl • Kopfschmerzen • Hyperglykämie • Sehstörungen	
Amilorid Amiloretik®	• Arterielle Hypertonie • Kardiale Ödeme • Hepatische Ödeme	• Schwere Nierenfunktionsstörungen • Akute Glomerulonephritis • Coma u. Praecoma hepaticum • Schwere Hyponatriämie/-kaliämie • Hypovolämie • Hyperkaliämie/-kalzämie • Gicht • Gleichzeitige Behandlung mit anderen kaliumsparenden Arzneimitteln oder Kaliumsalzen • Stillzeit • Schwangerschaft: strenge Indikationsstellung	• Blutbildveränderungen • Störungen im Flüssigkeits- u. Elektrolythaushalt • Störungen im Säure-Basen-Haushalt • Hyperurikämie • Hyperglykämie • Überempfindlichkeitsreaktionen • Mundtrockenheit, Durst, Schwäche-, Schwindelgefühl • Depressionen, Schlaflosigkeit, Nervosität, Unruhe ↓	→ Triamteren

Wirkstoff Handelsnamen	Indikationen	Kontraindikationen	Unerwünschte Wirkungen	Bemerkungen
Amilorid *(Forts.)*			• Sehstörungen • Dyspnoe, Atembeschwerden • Gastrointestinale Beschwerden • Pectanginöse Beschwerden, EKG-Veränderungen	

Antiemetika = Arzneimittel, die Brechreiz u. Erbrechen unterdrücken.

Antiemetika rechtzeitig vor den Mahlzeiten geben, sodass der Pat. Nahrung aufnehmen kann.

Tab. 16 Antiemetika

Wirkstoff Handelsnamen	Indikationen	Kontraindikationen	Unerwünschte Wirkungen	Bemerkungen
Dimenhydrinat Reisetabletten ratiopharm®, Vomacur®, Vomex A®, Superpep®	Kinetosen	• Überempfindlichkeit gegen Dimenhydrinat • Akuter Asthmaanfall • Engwinkelglaukom • Phäochromozytom • Porphyrie • Prostatahypertrophie mit Restharnbildung • Krampfanfälle • Kardiale Störungen • Letzte Schwangerschaftswochen → Gefahr der Auslösung vorzeitiger Uteruskontraktionen	• Somnolenz • Benommenheit, Schwindelgefühl • Muskelschwäche • Anticholinerge Begleiterscheinungen (Mundtrockenheit, Tachykardie, Seh- u. Miktionsstörungen, Erhöhung des Augeninnendrucks) • Magen-Darm-Beschwerden • Stimmungsschwankungen • Allergische Reaktionen	• Tabl.-Einnahme: ca. 30 Min. vor Reiseantritt • Kaugummi bei Auftreten der ersten Symptome • Wirkungsdauer: ca. 4 Std. • Können müde u. bei regelmäßigem Gebrauch abhängig machen • Direkte Sonneneinstrahlung meiden

Wirkstoff Handelsnamen	Indikationen	Kontraindikationen	Unerwünschte Wirkungen	Bemerkungen
Metoclopramid (MCP) Paspertin®	• Motilitätsstörungen des oberen Magen-Darm-Traktes • Übelkeit, Brechreiz, Erbrechen • Diabetische Gastroparese	• Überempfindlichkeit gegen Metoclopramid • Phäochromozytom • Prolaktinabhängige Tumoren • Mechanischer Darmverschluss • Darmdurchbruch • Gastrointestinale Blutungen • Epilepsie • Extrapyramidale Störungen • Kinder < 2 Jahre	• Durchfall • Obstipation • Müdigkeit • Kopfschmerzen • Schwindel • Angst, Ruhelosigkeit	• Einnahme: ca. 30 Min. vor Mahlzeiten • Bei längerer Anwendung erhöhtes Risiko für Bewegungsstörungen
Domperidon Motilium®	• Motilitätsstörungen des oberen Magen-Darm-Traktes • Übelkeit, Brechreiz, Erbrechen	• Überempfindlichkeit gegen Domperidon • Prolaktinabhängige Tumoren • Mechanischer Darmverschluss • Gastrointestinale Blutungen • Kinder < 12 Jahre	• Magen-Darm-Beschwerden • Prolaktinerhöhung, Gynäkomastie, Galaktorrhö, Störungen der Regelblutung	• Einnahme: 15–30 Min. vor Mahlzeiten • Bei Überdosierung: es gibt kein spezifisches Antidot

Antidiarrhoika = Arzneimittel gegen Durchfall (Diarrhö).

Tab. 17 Antidarrhoika

Wirkstoff Handelsnamen	Indikationen	Kontraindikationen	Unerwünschte Wirkungen	Bemerkungen
Loperamid Imodium®	Diarrhöen infolge von Motilitätsstörungen	• Zustände, bei denen eine Verlangsamung der Darmtätigkeit zu vermeiden ist • Antibiotika-assoziierte Colitis • Leberdysfunktionen • Diarrhöen infektiösen Ursprungs (außer leichter Reisediarrhö ohne Fieber, ohne blutigen Stuhl) • Kinder < 2 Jahre	• Magen-Darm-Beschwerden • Kopfschmerzen • Obstipation • Bauchkrämpfe, Übelkeit • Überempfindlichkeitsreaktionen • Benommenheit, Müdigkeit, Mundtrockenheit	Wenn bei akuten Durchfällen 48 Std. nach Therapiebeginn keine Besserung eingetreten ist, sollte Medikament abgesetzt werden
Aktivkohle Kohle-Compretten®	• Akuter Durchfall • Orale Vergiftungen • Beschleunigung der Elimination bei Vergiftungen mit Stoffen, die enterohepatischem Kreislauf unterliegen	• Fieberhafter Durchfall • Vergiftungen mit ätzenden Stoffen	• Nach sehr hohen Dosen: Obstipation bis hin zum mechanischen Ileus (Vorbeugung: Gabe salinischer Abführmittel) • Kann Wirkung anderer Arzneimittel hemmen	• Einnahme anderer Arzneimittel zeitversetzt (ca. 2 Std.) • Schwarzfärbung des Stuhls

Wirkstoff Handelsnamen	Indikationen	Kontraindikationen	Unerwünschte Wirkungen	Bemerkungen
Pektine Aplona®	• Durchfall • Verdauungsstörungen • Zur Entwässerung	Keine bekannt	Keine bekannt	Wird aus Äpfeln hergestellt
Lyophilisate von Saccharomyces boulardii Perenterol®, Omniflora® akut Hefekapseln	• Symptomatische Behandlung akuter Diarrhöen • Prophylaxe von Reisediarrhöen sowie Diarrhöen unter Sondenernährung	• Überempfindlichkeit gegen Hefe • Immunschwäche • Pat. mit Zentralvenenkatheter (Gefahr einer generalisierten Mykose) • Kinder < 2 Jahre	• Überempfindlichkeitsreaktionen • Blähungen	Für Kinder oder Pat. mit Schluckbeschwerden Kapseln durch Auseinanderziehen öffnen u. Inhalt in Brei oder Getränk einrühren

Laxanzien = Abführmittel; Arzneimittel zur Beschleunigung des Nahrungstransports im Darm u. der Darmentleerung.

Als ersten Schritt bei Obstipation: viel Flüssigkeit u. viel Bewegung.

Tab. 18 Laxanzien

Wirkstoff Handelsnamen	Indikationen	Kontraindikationen	Unerwünschte Wirkungen	Bemerkungen
Laktose Edelweiß-Milchzucker	Obstipation u. Obstipationsprophylaxe auch bei Schwangeren, Stillenden u. Kindern	• Laktose-Intoleranz • Bestehender oder drohender Darmverschluss (Ileus)	• Blähungen • Durchfall	I. d. R. gut verträglich
Lactulose Bifiteral®, Lactulose Stada®	• Obstipation, Obstipationsprophylaxe • Erkrankungen, die einen erleichterten Stuhlgang erfordern • Leberzirrhose (Vorbeugung u. Behandlung einer Ammoniakvergiftung)	• Laktose- u./oder Fruktose-Intoleranz • Ileus • Akute entzündliche Magen-Darm-Erkrankungen • Störungen des Wasser- u. Elektrolythaushaltes	• Bauchschmerzen u. -krämpfe, Blähungen • Übelkeit, Erbrechen • Bei längerer Einnahme: Störungen des Wasser- u. Elektrolythaushaltes	• Wirkungseintritt: 2–10 Std. nach Einnahme • Bei Diab. mellitus: Gehalt an Fruktose u. Laktose berücksichtigen • Bei längerer Einnahme: K^+-Kontrolle

<table>
<tr><th>Wirkstoff
Handelsnamen</th><th>Indikationen</th><th>Kontraindikationen</th><th>Unerwünschte Wirkungen</th><th>Bemerkungen</th></tr>
<tr><td>Sorbit
Rektale Anwendung in Klistieren: Mikroclist®, Yal®</td><td>• Obstipation
• Erkrankungen, die einen erleichterten Stuhlgang erfordern
• Diagnostik des Enddarms</td><td>• Ileus
• Hereditäre Fruktoseintoleranz
• Blutungen im Analbereich
• Divertikulitis
• Darmperforation
• Kinder ‹ 6 Jahre</td><td>Wasser- u. Mineralstoffverlust</td><td>Wirkung setzt nach wenigen Minuten ein</td></tr>
<tr><td>Leinsamen
Linusit®-Leinsamen</td><td>• Obstipation
• Reizdarmsyndrom</td><td>• Ileus
• Ausgeprägte Hyperlipidämien</td><td rowspan="2">• Blähungen
• Ileus bei Verkleben, wenn keine ausreichende Flüssigkeitsaufnahme</td><td rowspan="2">• Mehrere Teelöffel mehrmals am Tag
• Leinsamen vorher schroten
• Wirkungseintritt nach mehreren Tagen
• Ausreichende Flüssigkeitszufuhr notwendig
• Abstand zur Einnahme anderer Arzneimittel: 0,5–1 Std.</td></tr>
<tr><td>Flohsamen
Linusit®-Flohsamen, Mucofalk®</td><td>• Chron. Obstipation
• Erkrankungen, die einen erleichterten Stuhlgang erfordern
• Unterstützende Therapie bei Durchfällen u. Reizdarm</td><td>• Überempfindlichkeit gegen Flohsamen
• Krankhafte Verengungen von Ösophagus u. im Magen-Darm-Bereich
• Ileus
• Übermäßige Stuhlverhärtung
• Schwer einstellbarer Diab. mellitus
• Kinder ‹ 6 Jahre</td></tr>
</table>

<table>
<tr><th>Wirkstoff
Handelsnamen</th><th>Indikationen</th><th>Kontraindikationen</th><th>Unerwünschte Wirkungen</th><th>Bemerkungen</th></tr>
<tr><td>Polyethylenglycol, z. B. Macrogol 4000
Laxofalk®</td><td>Chron. Obstipation bei Erwachsenen</td><td>• Überempfindlichkeit gegen Macrogol
• Bestehender oder drohender Darmverschluss oder -perforation
• Toxisches Megakolon
• Entzündliche Darmerkrankungen</td><td>• Völlegefühl, Blähungen, Übelkeit, Durchfall, Erbrechen
• Kopfschmerzen, Schwindel
• Überempfindlichkeitsreaktionen</td><td>• Abstand zur Einnahme anderer Arzneimittel: mind. 2 Std.
• Wird nur in geringen Mengen resorbiert: Anwendung in der Schwangerschaft daher möglich!</td></tr>
<tr><td>Bisacodyl
Dulcolax®</td><td rowspan="2">• Kurzfristige Behandlung einer Obstipation
• Erkrankungen, die einen erleichterten Stuhlgang erfordern</td><td>• Überempfindlichkeit gegen Bisacodyl
• Ileus
• Akute Entzündungen des Magen-Darm-Traktes, z. B. Appendizitis
• Kinder < 2 Jahre</td><td rowspan="2">• Bauchschmerzen
• Bei zu langer oder zu häufiger Anwendung:
• Störungen des Wasser-/Elektrolythaushalts (v. a. K^+ ↓ → Muskelschwäche, Herzrhythmusstörungen)
• Darmträgheit ↑
• Durchfall</td><td>• Nicht länger als 1 Woche anwenden
• Perorale Gabe nicht mit Milch
• Wirkungseintritt peroral: 6–8 Std., rektal: 0,5–1 Std.</td></tr>
<tr><td>Natriumpicosulfat
Laxoberal®</td><td>• Überempfindlichkeit gegen Natriumpicosulfat
• Ileus
• Akute Entzündungen des Magen-Darm-Traktes, z. B. Appendizitis
• Kinder < 4 Jahre</td><td>• Wirkungseintritt: nach ca. 8 Std.
• Bei Anwendung in Tropfenform genaue Dosierung u. Ausschleichen möglich</td></tr>
</table>

Wirkstoff Handelsnamen	Indikationen	Kontraindikationen	Unerwünschte Wirkungen	Bemerkungen
Senna-Glykoside Kombination mit Flohsamen: Agiolax®	Kurzfristige Behandlung einer Obstipation	• Überempfindlichkeit gegen Senna-Glykoside u. andere Kombinationsbestandteile • Übermäßiger Stuhlverhärtung: Kotsteine, Kotstau • Ileus • Akute Entzündungen des Magen-Darm-Traktes, z. B. Morbus Crohn, Colitis ulcerosa, Appendizitis • Kinder ‹ 10 Jahre	• Bei zu langer oder zu häufiger Anwendung: • Störungen des Wasser-/Elektrolythaushalts (v. a. K^+ ↓ → Muskelschwäche, Herzrhythmusstörungen) • Darmträgheit ↑ • Durchfall • Albuminurie • Hämaturie	• Wirkungseintritt: 8–10 Std. nach Einnahme • Abstand zur Einnahme anderer Arzneimittel: 0,5–1 Std. • (Harmlose) Rotfärbung des Urins möglich
Glycerol Rektale Anwendung: Glycilax®	• Obstipation • Schmerzhafte Defäkation	• Überempfindlichkeit gegen Glycerin • Ileus • Appendizitis	Lokale Reizungen	• Speziell dosierte Zäpfchen für Kinder • Gering dosierte Anwendung bei Säuglingen möglich

Spasmolytika = krampflösende Arzneimittel.

Tab. 19 Spasmolytika

Wirkstoff Handelsnamen	Indikationen	Kontraindikationen	Unerwünschte Wirkungen	Bemerkungen
Parasympatholytika				
Butylscopolamin Buscopan®	• Spastische Bauchschmerzen • Bauchkrämpfe	• Überempfindlichkeit gegen Butylscopolamin • Myasthenia gravis • Megakolon • I. v.: unbehandeltes Engwinkelglaukom, Prostatahypertrophie mit Harnretention, mechanische Stenosen im Magen-Darm-Trakt, Tachykardie • Schwangerschaft/Stillzeit: strenge Indikationsstellung • Kinder ‹ 6 Jahre	• Obstipation • Diarrhö • Hautreaktionen • Speichelproduktion ↓ • Harnretention • Schwindel, Müdigkeit • I. v.: Tachykardie, RR ↓, Akkomodationsstörungen	Langsame i. m. oder i. v. Applikation, nur durch Arzt
Neurotrop-muskulotrope Spasmolytika				
Mebeverin Duspatal®	Reizdarmsyndrom	• Überempfindlichkeit gegen Mebeverin • Schwere Leberfunktionsstörungen • Paralytischer Ileus • Kinder ‹ 18 Jahre	• Kopfschmerzen, Schwindel • Müdigkeit • Allergische Reaktionen • Appetitlosigkeit	Einnahme mit ausreichend Wasser 20 Min. vor dem Essen

Entschäumer = Arzneimittel, die die Schaumbildung im Magen-Darm-Trakt u. somit Blähungen beseitigen.

Tab. 20 Entschäumer

Wirkstoff Handelsnamen	Indikationen	Kontraindikationen	Unerwünschte Wirkungen	Bemerkungen
Simeticon (= Dimeticon + Siliciumdioxid) Lefax®, Sab simplex®	• Übermäßige Gasbildung u. Gasansammlung im Magen-Darm-Bereich • Zur Vorbereitung diagnostischer Untersuchungen im Bauchbereich	Überempfindlichkeit gegen Simeticon	Keine bekannt	Einnahme zu oder nach den Mahlzeiten

Antibiotika = gegen Bakterien wirksame Arzneimittel, welche das Wachstum von Bakterien hemmen (Bakteriostase) oder diese abtöten (Bakterizidie).

Tab. 21 Antibiotika

Wirkstoff Handelsnamen	Indikationen	Kontraindikationen	Unerwünschte Wirkungen*	Bemerkungen**
Ampicillin Ampicillin-ratiopharm, Binotal®	• HNO-Infektionen • Infektionen der unteren Atemwege einschließlich Pertussis	• β-Lactam-Allergie • Pat. mit allergischer Reaktionsbereitschaft	• Magen-Darm-Beschwerden • Exanthem	• Pat. nach Penicillinallergie fragen
Amoxicillin Amoxypen®	• Infektionen der Nieren u. der ableitenden Harnwege • Magen-Darm-Infektionen • Haut- u. Weichteilinfektionen • Gallen- oder Harnwegsinfektionen (z. B. mit Enterokokken) • Salmonelleninfektionen • Listeriose • Endokarditisprophylaxe • Typhus • Osteitis, Osteomyelitis	• Infektiöse Mononukleose • Lymphatische Leukämie • Pseudomembranöse Colitis	• Schwere allergische Reaktion • Arzneimittelfieber • Geschmacksveränderungen • Mundtrockenheit • Pilzinfektionen • Schwindel, Kopfschmerzen • Myoklonien, Krampfanfälle	• WW möglich: Probenecid, Digoxin, Allopurinol, Antikoagulanzien, Methotrexat, hormonelle Kontrazeptiva • Falsch-positives Ergebnis bei nichtenzymatische Methoden zur Harnzuckerbestimmung möglich

Wirkstoff Handelsnamen	Indikationen	Kontraindikationen	Unerwünschte Wirkungen*	Bemerkungen**
Penicillin G Penicillin G® (säurelabil)	• HNO-Infektionen • Infektionen der unteren Atemwege • Infektionen im gynäkologischen Bereich • Aktinomykose • Endokarditis u. Endoplastitis • Erysipel, Gasbrand • Osteomyelitis • Peritonitis • Septikämien • Tetanus • Wundinfektionen • Meningokokken-Meningitis	• β-Lactam-Allergie • Dermatomykosen	• Dosisabhängige Neutropenie • Allergische Reaktionen (lokal u./oder generalisiert → Anaphylaxie) • Exanthem, lokale Reaktionen bei i.v. Gabe • Arzneimittelfieber	• Pat. nach Penicillinallergie fragen • Anwendung insbesondere bei Infektionen, die durch Streptokokken, Pneumokokken, Gonokokken, Meningokokken oder Spirochäten verursacht werden
Flucloxacillin Staphylex®	Infektionen mit penicillinaseproduzierenden Staphylokokken: Septikämie, Endokarditis, Osteomyelitis, Mastitis, Atemwegsinfektionen, HNO-Infektionen, Harnwegsinfektionen, Enterokolitis, postoperative Wundinfektionen, Phlegmonen, Abzesse	• → Dicloxacillin • Leberfunktionsstörungen/Ikterus in der Anamnese • Schwerwiegende Grunderkrankung • Pat. › 50 Jahre • Stillzeit: strenge Indikationsstellung	• Magen-Darm-Störungen • Venenreizung (bei i.v. Gabe) • Exanthem • Arzneimittelfieber • Geschmacksveränderung • Mundtrockenheit • Glossitis, Stomatitis ↓	• Pat. nach Penicillinallergie fragen • Orale Therapie ist nicht indiziert zur Therapie lebensbedrohlicher Infektionen → intravenöse Therapie!

Wirkstoff Handelsnamen	Indikationen	Kontraindikationen	Unerwünschte Wirkungen*	Bemerkungen**
Flucloxacillin *(Forts.)*			• Larynxödem • Vorübergehend Leberwerte ↑ • Blutbildveränderungen	
Piperacillin Piperacillin Hexal, Tazobac®	• Sepsis • Endokarditis • Peritonitis • Infektionen der tiefen Atemwege • Magen-Darm-Infektionen • Gallenwegsinfektionen • Infektionen der Nieren u. der ableitenden Harnwege • Infektionen der Geschlechtsorgane ohne Gonorrhö • Gynäkologische Infektionen • Infektionen der Knochen u. Weichteile • Infektionsprophylaxe bei Risikopat.	• Überempfindlichkeit gegen Piperacillin • β-Lactam-Allergie • Pat. mit allergischer Reaktionsbereitschaft • Schwangerschaft/Stillzeit (keine Anwendungserfahrungen)	• Allergische Reaktionen, Arzneimittelfieber • Magen-Darm-Beschwerden • Exanthem, Juckreiz • Bilirubin ↑ • Transaminasen ↑ • Venenreizung • Kopfschmerzen • Gelenkschmerzen • Geschmacksstörungen • Gerinnungsstörungen • Leukozytendepression bis zur Agranulozytose (bei Anwendungsdauer › 10 Tage)	Pat. nach Penicillinallergie fragen

Wirkstoff Handelsnamen	Indikationen	Kontraindikationen	Unerwünschte Wirkungen*	Bemerkungen**
Cefuroxim Zinacef®	• Akute u. chron. Infektionen der Atemwege, Geschlechtsorgane, Knochen, Haut u. des Weichteilgewebes • Harnwegsinfektionen • Akute unkomplizierte Gonorrhoe • HNO-Infektionen • Sepsis	• → Cefotaxim • Gleichzeitige Behandlung mit stark wirkenden Saluretika	• Allergische Reaktionen • Arzneimittelfieber • Kreatinin ↑ u. Harnstoff ↑ im Serum • I. v. Applikation: entzündliche Reizungen der Venenwand • I. m. Injektion: Schmerzen, Indurationen an Injektionsstelle	• Pat. nach Penicillinallergie fragen (Kreuzallergie) • Verminderte Wirksamkeit hormonaler Kontrazeptiva
Erythromycin Erythrocin®	• Legionellen-Pneumonie u. andere Atemwegserkrankungen • Schwere Formen der Akne vulgaris • Erysipel • Scharlach • Einschlusskörperchen-Konjunktivitis u. Trachom, verursacht durch Chlamydia trachomatis • Diphtherie • Urethritis ↓	• Überempfindlichkeit gegen Erythromycin u. andere Makrolide • Gleichzeitige Einnahme von Terfenadin, Astemizol, Cisaprid u. Pimozid, Ergotamin, Dihydroergotamin • QT-Intervallverlängerung • Störungen des ↓	• Venenreizung • Magen-Darm-Beschwerden • Leberenzyme ↑ • QT-Intervall-Verlängerungen • Allergische Hautreaktionen • Angioödem • Gelenkschwellungen, Arzneimittelfieber • Vorübergehende zentralnervöse Störungen ↓	• Kreislauf kontrollieren • Eine breit gestreute Anwendung von Erythromycin bei Staphylokokken-Infektionen sollte aufgrund der verbreiteten Resistenz insbesondere bei MRSA unterbleiben

Wirkstoff Handelsnamen	Indikationen	Kontraindikationen	Unerwünschte Wirkungen*	Bemerkungen**
Erythromycin *(Forts.)*	• Gonorrhö • Syphillis	Elektrolytstoffwechsels, insbesondere Hypokaliämie u. Hypomagnesiämie • Bradykardie u. andere Herzrhythmusstörungen	• Intrahepatische Cholestase u. cholestatischer Ikterus besonders bei wiederholter oder länger als 10 Tage andauernder Behandlung • Kreislaufstörungen bei i.v. Gabe	
Clarithromycin Klacid®	• Infektionen der Atemwege • HNO-Infektionen • Infektionen der Haut	• Überempfindlichkeit gegen Clarithromycin u. andere Makrolide • Gleichzeitige Einnahme von Ergotamin, Dihydroergotamin, Terfenadin, Astemizol, Cisaprid, Pimozid • 1. Trimenon • Stillzeit: strenge Indikationsstellung	• Venenreizung • Magen-Darm-Beschwerden • Vorübergehende Beeinträchtigung des Geruchs- u. Geschmackssinns • Candidose • Oberbauchbeschwerden • Kopfschmerzen	→ Erythromycin

Wirkstoff Handelsnamen	Indikationen	Kontraindikationen	Unerwünschte Wirkungen*	Bemerkungen**
Imipenem Zienam®	• Schwere abdominelle Infektionen • Sepsis bei unklarem Erreger • Schwere nosokomiale Infektionen • Mischinfektionen mit Aerobiern oder Anaerobiern	• Überempfindlichkeit gegen Imipenem oder andere Carbapeneme (bei β-Lactam-Allergie kann eine Parallelallergie bestehen!) • Pat. mit allergischer Reaktionsbereitschaft • Schwangerschaft: strengste Indikationsstellung • Stillzeit	• Lokale Reaktionen, Venenentzündungen • Verlängerte Prothrombinzeit • Erhöhung der Leberenzyme • Magen-Darm-Beschwerden • Blutbildveränderungen • Hautreaktionen • Schwere allergische Allgemeinreaktionen • Nierenfunktionsstörungen • Krampfschwelle ↓	• Reserveantibiotikum • Bei Meningitis nicht indiziert
Gentamicin Refobacin®	Schwere Infektionen, v. a. in Kombination mit Abwehrschwäche, z. B. • Urogenitale Infektionen (mit Ausnahme von Gonorrhö u. Syphillis) • Nosokomiale Pneumonien • Endokarditis ↓	• Überempfindlichkeit gegen Wirkstoff oder andere Aminoglykoside • Nur bei vitaler Indikation bei vorbestehender Innenohrschwerhörigkeit, ↓	• Allergie, Arzneimittelfieber • Magen-Darm-Störungen • Kopfschmerzen • Nephro- u. Ototoxizität • Hörschäden • Vestibularschäden ↓	• Können eingesetzt werden bei Infektionen mit Erregern, die gegenüber anderen, weniger toxischen Arzneimitteln resistent ↓

Wirkstoff Handelsnamen	Indikationen	Kontraindikationen	Unerwünschte Wirkungen*	Bemerkungen**
Gentamicin *(Forts.)*	• Intraabdominale Infektionen • Nosokomiale Sepsis • Meningitis durch gramnegative Erreger • Osteomyelitis u. eitrige Arthritis	fortgeschrittener Niereninsuffizienz, neuromuskulären Vorerkrankungen, gleichzeitiger Muskelrelaxanziengabe • Schwangerschaft: im 1. Trimenon kontraindiziert, danach nur bei vitaler Indikation	• Blutbildveränderungen • Elektrolytveränderungen • Leberenzyme ↑ • Atemdepression • Inhalativ zusätzlich: Stimmveränderungen, Dyspnoe, vermehrtes Husten, Pharyngitis, Ulzerationen im Mundbereich, Nasenbluten	sind, sowie bei schweren Infektionen mit gramnegativen Erregern, im Krankenhaus erworbenen Infektionen sowie bei abwehrgeschwächten Pat. • Pat. auf Schwindel (Sturzgefahr) u. Schwerhörigkeit beobachten

Wirkstoff Handelsnamen	Indikationen	Kontraindikationen	Unerwünschte Wirkungen*	Bemerkungen**
Ciprofloxacin Ciprobay®	• Untere Atemwegsinfektionen verursacht durch gramnegative Bakterien • Chron. eitrige Otits media • Akute Verschlechterung der chron. Sinusitis • Harnwegsinfektionen • Entzündliche Erkrankungen des Beckens einschließlich Infektionen durch Neisseria gonorrhoeae • Magen-Darm-Infektionen • Infektionen der Haut u. der Weichteile • Infektionen der Knochen u. Gelenke • Gonokokken-Urethritis u. -Zervizitis • Intraabdominale Infektionen • Infektionsprophylaxe bei Risikopat.	• Überempfindlichkeit gegen Ciprofloxacin oder andere Chinoline • Gleichzeitige Anwendung mit Tizanidin • Epilepsie: strenge Indikationsstellung • Schwangerschaft/ Stillzeit	• Magen-Darm-Beschwerden • Pilzinfektionen • Schwindel • Hautreaktionen • Kopfschmerzen, Benommenheit, Schlafstörungen • Unruhe, psychomotorische Hyperaktivität • Psychotische Reaktionen • Allergie • Blutbildveränderungen • Gelenkschmerzen • Nierenfunktionsstörungen • Unspezifische Schmerzen, allgemeines Unwohlsein • Sehnenruptur, insbesondere der Achillessehne	• Pat. auf psychische Auffälligkeiten beobachten (auch nachts) • Ciprofloxacin: nicht Mittel der 1. Wahl bei Pneumonien

Wirkstoff Handelsnamen	Indikationen	Kontraindikationen	Unerwünschte Wirkungen*	Bemerkungen**
Clindamycin Sobelin®	• Infektionen der Knochen u. Gelenke sowie Haut u. Weichteile • HNO-Infektionen • Infektionen des Zahn- u. Kiefer-Bereichs • Infektionen der tiefen Atemwege • Infektionen des Beckens u. Bauchraumes • Infektionen der weiblichen Geschlechtsorgane • Akne vulgaris • Septikämie • Endokarditis	• Allergie gegen Clindamycin u. Lincomycin (Parallelallergie) • Magen-Darm-Erkrankungen • Schwere Leberfunktionsstörungen • Störungen der neuromuskulären Übertragung	• Allergie • Magen-Darm-Beschwerden • Exanthem • Reversible Blutbildveränderungen • Vorübergehend Serumtransaminasen ↑ • Neuromuskuläre Blockaden • Bei i. v. Gabe Venenreizung	Eignet sich nicht zur Meningitistherapie
Cotrimoxazol Bactrim®, Eusaprim®	• Infektionen der oberen u. unteren Atemwege • Pneumocystis-carnii-Pneumonie • HNO-Infektionen (außer Streptokokken-Angina) • Unkomplizierte Zystitis der Frau ↓	• Überempfindlichkeit gegen Sulfonamide oder Trimethoprim • Erythema exsudativum multiforme • Angeborener Glucose-6-Dehydroge- ↓	• Magen-Darm-Störungen • Pilzinfektionen • Hyperkaliämie • Kopfschmerzen • Allergische Reaktionen, besonders häufig auftretend bei HIV-Pat. ↓	Auf ausreichende Trinkmenge achten

Wirkstoff Handelsnamen	Indikationen	Kontraindikationen	Unerwünschte Wirkungen*	Bemerkungen**
Cotrimoxazol *(Forts.)*	• Harnwegsinfektionen • Langzeit-Rezidivprophylaxe bei Harnwegsinfektionen • Infektionen des weiblichen u. männlichen Genitaltraktes • Granuloma venereum • Infektionen des Magen-Darm-Traktes (Shigellose, Reisediarrhö, Typhus-Dauerausscheider) • Nocardiose • Brucellose	nase-Mangel der Erythrozyten, Hämoglobinanomalien • Schwere Nieren- oder Leberfunktionsstörungen • Akute Porphyrie • Frühgeborene • Neugeborene mit Hyperbilirubinämie oder Glucose-6-Dehydrogenase-Mangel der Erythrozyten • Osteomyelitis, durch Staphylokokken verursacht	• Selten Blutbildveränderungen	
Metronidazol Flagyl®, Clont®	• Infektionen des Magen-Darm-Trakts • HNO-Infektionen • Infektionen der tiefen Atemwege ↓	• Überempfindlichkeit gegen 5-Nitroimidazole • Schwangerschaft: 1. Trimenon	• Magen-Darm-Beschwerden • Metallischer Geschmack, Zungenbelag • Glossitis, Stomatitis ↓	• Pat. muss auf Alkohol verzichten • Sollte eine Therapiedauer von 10 Tagen i. d. R. ↓

Wirkstoff Handelsnamen	Indikationen	Kontraindikationen	Unerwünschte Wirkungen*	Bemerkungen**
Metronidazol *(Forts.)*	• Gehirn-Abszesse • Knochenmark-Eiterungen • Endokarditis • Infektionen des weiblichen Genitalbereichs • Infektionen des Zahn-Mund-Kiefer-Bereiches • Infektionsprophylaxe • Trichomoniasis • Amöbiasis • Lambliasis • Mittelschwere Rosacea • Bakterielle Vaginose		• Dysurie, Harninkontinenz • Sprosspilzinfektionen im Genitalbereich • Schläfrigkeit, Schlaflosigkeit • Verwirrtheitszustände, Erregbarkeit • Sehstörungen • Allergische Reaktionen • Kopfschmerzen • Ataxie, Krampfanfälle	nicht überschreiten • Dunkelfärbung des Urins (unbedenklich)

* Bei allen Antibiotika gastrointestinale Beschwerden (Übelkeit, Erbrechen), selten eine pseudomembranöse Colitis
** Hinzu kommt die Organisation ärztlich angeordneter Untersuchungen (z. B. Blutkontrollen)

Virusstatika = Mittel die die normale Zellfunktion stören u. somit die Virusvermehrung hemmen.

Tab. 22 Virusstatika

Wirkstoff Handelsnamen	Indikationen	Kontraindikationen	Unerwünschte Wirkungen	Bemerkungen
Aciclovir Zovirax®	• Herpes simplex • Herpes Zoster	• Überempfindlichkeit gegen Aciclovir (Valaciclovir) • Eingeschränkte Nierenfunktion, Anurie • Schwere Störungen der Immunabwehr	• Überempfindlichkeitsreaktionen • Magen-Darm-Störungen • Schwindel, Kopfschmerzen	• Anwendung möglichst bei den ersten Anzeichen der Herpes-Erkrankung • Keine Applikation auf Schleimhäute – Gefahr der lokalen Reizung
Oseltamivir Tamiflu®	Therapie u. Postexpositionsprophylaxe der Influenza	• Überempfindlichkeit gegen Oseltamivir • Schwere Nierenfunktionsstörung • Schwangerschaft/Stillzeit	• Magen-Darm-Störungen • Schlaflosigkeit, Benommenheit • Husten, Bronchitis	• Nur gegen Influenzaviren wirksam • Kein Ersatz für eine Grippeschutzimpfung!

Antimykotika = Arzneimittel zur Behandlung von Pilzinfektionen, diese werden entweder lokal oder systemisch indiziert.

Tab. 23 Antimykotika

Wirkstoff Handelsnamen	Indikationen	Kontraindikationen	Unerwünschte Wirkungen	Bemerkungen
Amorolfin Loceryl®	Durch Dermatophyten, Hefe- u. Schimmelpilze verursachte Nagelmykosen	Überempfindlichkeit gegen Amorolfin	• Übelkeit, Erbrechen, Durchfälle • Fieber • Anämien • Hautausschläge • Kopfschmerzen • Leberenzymwerte ↑	Lokal
Bifonazol Mycospor®, Canesten extra®	• Mykosen der Haut • Infektionen durch Corynebacterium minutissimum	Überempfindlichkeit gegen Bifonazol		Lokal
Ciclopirox Batrafen®	• Pilzerkrankungen der Haut u. deren Prophylaxe • Pilzinfektionen der Scheide • Nagelmykosen	• Überempfindlichkeit gegen Ciclopirox • Alter < 2 Jahre, • Schwangerschaft/Stillzeit: strenge Indikationsstellung		Lokal
Caspofungin Cancidas®	• Aspergillosen • Invasive Candidiasis • V.a. Pilzinfektionen bei Fieber u. Neutropenie	Überempfindlichkeit gegen Caspofungin		Parenteral
Nystantin Biofanal®	Nystatinempfindliche Hefepilzinfektionen	Überempfindlichkeit gegen Nystatin bzw. einen verwandten Wirkstoff		Peroral

Antiallergika = antiallergisch wirksame Substanzen, die die Symptome einer allergischen Erkrankung unterdrücken oder ihre Entstehung vorbeugen.

Tab. 24 Antiallergika

Wirkstoff Handelsnamen	Indikationen	Kontraindikationen	Unerwünschte Wirkungen	Bemerkungen
Antihistaminika (Histaminantagonisten, Histaminrezeptorenblocker)				
Dimetinden Fenistil®	• Histaminbedingter Juckreiz • Urtikaria • Windpockenassoziierter Juckreiz bei Kleinkindern • Allergischer Schnupfen bei Pat. › 6 Jahre	• Überempfindlichkeit gegen Wirkstoff • Kinder ‹ 3 Jahre	• Müdigkeit • Magen-Darm-Beschwerden • Mundtrockenheit	• H_1-(Rezeptoren-)Blocker → Histaminwirkung ↓ • Einnahme oral oder als Supp., Injektionslsg., Gel, Salbe, Stifte, Spray, Augentropfen • Keine systematische Gabe bei Pat. mit Glaukom, Herzerkrankungen, Leberfunktionsstörungen, Therapie mit Makroliden oder Azolantimykotika
Levocabastin Livocab®	• Allergischer Schnupfen • Allergische Bindehautentzündung	• Überempfindlichkeit geger dem Wirkstoff • Schwangerschaft: 1. Trimenon	• Lokale Reizung • Überempfindlichkeitsreaktionen • Nasenspray: Müdigkeit, Schwindel, Schwächegefühle	Nasenspray, Augentropfen (Suspension, vor Gebrauch schütteln!)

Wirkstoff Handelsnamen	Indikationen	Kontraindikationen	Unerwünschte Wirkungen	Bemerkungen
Mastzellstabilisatoren (Hemmstoffe der Mediatorenfreisetzung)				
Cromoglicinsäure DNCG Stada®, Cromohexal®, Intal®	• Prophylaxe asthmatischer Beschwerden (Stufe 2 des Asthmastufenschemas) • Allergische Rhinitis u. Konjunktivitis • Nahrungsmittelallergien, bei denen eine Allergenkarenz nicht möglich ist	Überempfindlichkeit gegen Cromoglicinsäure	Lokale Reizungen	Lokale Anwendung, z. B. Nasenspray, Augentropfen, Dosieraerosol
Glukokortikoide				
Mometason Asmanex® Twisthaler-Inhalationspulver, Ecural® (topische Anwendung), Nasonex® (Nasenspray)	• Allergische Reaktionen mit entzündlicher Ausprägung • Inhalativ: Asthma bronchiale • Nasal: allergische Rhinitis	• Bakterielle, virale oder durch Pilze verursachte Hauterkrankungen • Hautreaktionen infolge entzündlicher Hauterkrankungen oder infolge einer Impfung ↓	• Brennen, Juckreiz • Bei topischer Anwendung: Missempfindungen, Haarwurzelentzündungen • Bei Inhalationssprays: Pilzinfektion, Kopfschmer- ↓	• Auftreten weiterer NW bei langfristiger Anwendung • Nicht im Bereich des Auges anwenden

Wirkstoff Handelsnamen	Indikationen	Kontraindikationen	Unerwünschte Wirkungen	Bemerkungen
Mometasan *(Forts.)*		• Cremes, Salben: Kinder ‹ 2 Jahre • Lösungen, Nasensprays: Kinder ‹ 6 Jahre • Inhalationsspray: Kinder ‹ 12 Jahre	zen, Rachenentzündungen, Stimmveränderungen	
Fluocinonid Topsym® (topisch)	Entzündliche u. allergische Hauterkrankungen	• Schwere bakterielle, virale oder durch Pilze hervorgerufene Hautinfektionen • Anwendung am Auge • Schwangerschaft: 1. Trimenon • Stillzeit	Hautreaktionen	Nicht im Bereich des Auges anwenden

Analgetika = Schmerzmittel; Arzneimittel, die schmerzlindernd oder schmerzstillend wirken.

Zur Schmerzeinschätzung Schmerzskala benutzen.

Tab. 25 Analgetika

Wirkstoff Handelsnamen	Indikationen	Kontraindikationen	Unerwünschte Wirkungen	Bemerkungen
Nichtopioid-Analgetika				
Paracetamol Benuron®	• Mäßige, nicht viszerale Schmerzen • Fieber	• Überempfindlichkeit • Schwere Leber- bzw. Nierenschäden • Suizidgefährdung	• Übelkeit • Allergische Reaktionen • Leber- u. Nierenfunktionsstörungen	• Oral/Supp.: bis zu 4 × tgl. 0,5–1 g • I.v.: bis zu 4 × tgl. 1 g
Acetylsalicylsäure Aspirin®, Acesal®, Alka-Seltzer®	• Schmerzen • Knochenmetastasen • Fieber • Entzündungen • Thrombozytenaggregationshemmung	• Unverträglichkeit • Magenulzera • Asthma bronchiale • Hämorrhagische Diathese • Antikoagulanzientherapie	• Magen-, Darmunverträglichkeiten (Blutungen, Ulkus) • Allergische Reaktion • Asthmaanfälle	Oral: bis zu 3 g tgl., Einzeldosis: 0,5–1 g
Ibuprofen Brufen®, Dolormin®, Ibuhexal®	• Fieber • Schmerzen • Rheuma • Gicht	• Magen- oder Darmulzera • Schwere Leber- oder Nierenschäden • Blutgerinnungsstörungen • Schwangerschaft	• Gastrointestinale Beschwerden • Bronchialverengung • ZNS-Störungen (u. a. Depression, Müdigkeit) • Allergische Reaktion	• Schmerzen: bis zu 3 × tgl. 200–400 mg p. o. • Rheuma: bis zu 3 × tgl. max. 800 mg p. o.

Wirkstoff Handelsnamen	Indikationen	Kontraindikationen	Unerwünschte Wirkungen	Bemerkungen
Diclofenac Voltaren®, Rewodina®	• Rheuma • Schmerzen u. Entzündungen • Gicht	→ Ibuprofen	→ Ibuprofen	Immer mit Magenschutz verabreichen
Metamizol Novalgin®, Novaminsulfon®,	• Akute starke Schmerzen nach Verletzungen, OP • Viszerale Schmerzen, Koliken • Tumorschmerzen • Hohes Fieber	• Schwangerschaft (strengste Indikationsstellung) • Knochenmarkschädigung • Überempfindlichkeit	• Gastrointestinale Beschwerden • Schock, Allergie • Agranulozytose	Auf Blutdruckabsenkung achten!
Opioid-Analgetika				
Dihydrocodein retard DHC 60/90/120 Mundipharma®	Mäßig starke Schmerzen	• Überempfindlichkeit • Ateminsuffizienz • Akuter Asthmaanfall • Chron. u. akute Pankreatitis • Erhöhter Hirndruck	• Obstipation • Dyspnoe • Übelkeit, Erbrechen • Schwindel, Benommenheit • Sedierung • Mundtrockenheit	Nicht BTM-pflichtig

Wirkstoff Handelsnamen	Indikationen	Kontraindikationen	Unerwünschte Wirkungen	Bemerkungen
Tilidin-Naloxon Valoron® N	Starke u. sehr starke Schmerzen	• Überempfindlichkeit • Opiatabhängigkeit • Ausgeprägte Leber-insuffizienz • Kinder < 2 Jahre	→ Dihydrocodein	Nicht BTM-pflichtig
Tramadol Tramal®	Mäßig starke bis starke Schmerzen	• Akute Vergiftungen mit Alkohol • Epilepsie • Vorbehandlung mit MAO-Hemmern • Störungen der Atem-funktion • Kinder < 25 kg	→ Dihydrocodein	Nicht BTM-pflichtig
Morphin MST®, MSI®, Sevredol®	Langzeitschmerztherapie bei Tumorschmerzen u. anderen starken u. stärksten Schmerzen	• Ileus • Akutes Abdomen • Bekannte Überemp-findlichkeit	• → Dihydrocodein • Kopfschmerzen • Erytheme, Juckreiz • Schwitzen • Miktionsbeschwerden	BTM-pflichtig

Wirkstoff Handelsnamen	Indikationen	Kontraindikationen	Unerwünschte Wirkungen	Bemerkungen
Buprenorphin Temgesic®, Transtec PRO® (Pflaster)	Starke u. sehr starke Schmerzzustände	• Opioidabhängigkeit • Schwere Ateminsuffizienz • Schwere Leberinsuffizienz • Einnahme von MAO-Hemmern	• → Dihydrocodein • Kopfschmerzen • Erytheme, Juckreiz • Schwitzen	BTM-pflichtig
Piritramid Dipidolor®	• Postoperative Schmerztherapie • Starke u. stärkste Schmerzen	• Opioidabhängigkeit: nur mit besonderer Vorsicht • Koma • Störungen der Atemfunktion • Erhöhter Hirndruck	• Obstipation • Atemdepression • Übelkeit, Erbrechen • Hypotonie • Sedierung • Miktionsbeschwerden	BTM-pflichtig
Fentanyl Durogesic SMAT®, Effentora® (Buccaltablette)	• Tumorschmerzen • Chron. Schmerzen	• Kurzfristige Schmerzzustände, z. B. postoperativ • Bradykarde Rhythmusstörungen • Schwer beeinträchtigte ZNS-Funktion	• Akute anaphylaktische Reaktionen • Abhängigkeit • Entzugserscheinungen nach abrupten Absetzen (Übelkeit, Erbrechen, Kältezittern)	BTM-pflichtig, Pflaster nicht teilbar

Hypnotika = Schlaf herbeiführende Arzneimittel.

Tab. 26 Hypnotika

Wirkstoff Handelsnamen	Indikationen	Kontraindikationen	Unerwünschte Wirkungen	Bemerkungen
Benzodiazepine				
Midazolam Dormicum®	• Einschlafstörungen (kurzfristige Anwendung) • Prämedikation bei Narkosen (Dormicum)	• Abhängigkeitsproblematik • Akute Arzneimittel- oder Alkoholintoxikation • Schwere Ateminsuffizienz • Schwere Leberinsuffizienz • Schlafapnoe-Syndrom • Depressive Erkrankungen • Gleichzeitige Behandlung mit Ketoconazol, Itraconazol, Voriconazol, HIV-Proteasehemmern • Stillzeit • Schwangerschaft/Geburt: strenge Indikationsstellung • Myasthenia gravis	• Abhängigkeitspotenzial • Morgendlicher Müdigkeit • Beeinträchtigung von Konzentrations- u. Reaktionsvermögen • Kopfschmerzen • Muskelrelaxation → Sturz- u. Unfallgefahr • Gedämpfte Emotionen • Atemdepression • Sehstörungen • Libidoänderungen • Floppy-infant-Syndrom (Muskelschwäche bei Neugeborenen) • Paradoxe Reaktionen (Unruhe, Schlaflosigkeit)	• Kurze Wirkdauer (HWZ < 5 Std.) • Nachteil: nächtliches Erwachen oder Entzugsschlaflosigkeit

Wirkstoff Handelsnamen	Indikationen	Kontraindikationen	Unerwünschte Wirkungen	Bemerkungen
Temazepam Planum®	• Ein- u. Durchschlafstörungen (kurzfristige Anwendung)	→ Midazolam	→ Midazolam	• Mittellange Wirkdauer (HWZ 5–24 Std.) Ausnahme: Brotizolam (HWZ: 3–6 Std.) • Nachteil: Kumulationsgefahr, Nachwirkung
Brotizolam Lendormin®				
Lormetazepam Noctamid®				
Nitrazepam Radedorm®				Lange Wirkdauer (HWZ 20–50 Std.)
Diazepam Valium®				
Oxazepam Adumbran®	Kurzfristige Anwendung bei: • Schlafstörungen • Angststörungen • Spannungs- u. Erregungszuständen	→ Midazolam	→ Midazolam	Mittellange Wirkdauer (HWZ 5–15 Std.)

Wirkstoff Handelsnamen	Indikationen	Kontraindikationen	Unerwünschte Wirkungen	Bemerkungen
Lorazepam Tavor®	• Symptomatische Kurzzeitbehandlung von Spannungs- u. Erregungszuständen sowie von Angststörungen • Beruhigung vor diagnostischen Eingriffen oder OPs • Schlafstörungen	• Abhängigkeitsproblematik • Akute Arzneimittel- oder Alkoholintoxikation • Myasthenia gravis • Atemfunktionsstörungen • Kinder < 6 Jahre • Ältere u. depressive Pat.: strenge Indikationsstellung • Schwangerschaft/Stillzeit: strenge Indikationsstellung	→ Midazolam	Mittellange Wirkdauer (HWZ 10–18 Std.)
Benzodiazepinähnliche Substanzen				
Zolpidem Stilnox® **Zopiclon** Ximovan®	Kurzzeitbehandlung von Schlafstörungen	• Schwere Leber- oder Atemfunktionsstörungen • Schlaf-Apnoe • Myasthenia gravis • Schwangerschaft/Stillzeit • Kinder/Jugendliche < 18 Jahre	• Längere Anwendung Abhängigkeit möglich • Schläfrigkeit, Benommenheit am folgenden Tag • Magen-Darm-Beschwerden • Sehstörungen • Paradoxe Reaktionen	• Beeinträchtigt Fahrtüchtigkeit u. Reaktionsvermögen • Kein Alkohol!

Antidepressiva Psychopharmaka, die zur Behandlung affektiver Störungen eingesetzt werden.

! Die stimmungsaufhellende Wirkung tritt bei vielen Präparaten erst verzögert mit der Antriebssteigerung auf. Vorsicht Suizidgefahr!

Tab. 27 Antidepressiva

Wirkstoff Handelsnamen	Indikationen	Kontraindikationen	Unerwünschte Wirkungen	Bemerkungen
Akuttherapie				
Fluoxetin Fluctin®	• Depression • Angst- u. Zwangsstörungen	• Epilepsie • Akute Manie • Kombination mit MAO-Hemmern	• Übelkeit, Erbrechen, Diarrhö • Agitation, Schlafstörungen • Sexuelle Funktionsstörungen	20 bis max. 80 mg tgl., Dosisreduktion (Absetzreaktionen!)
Venlafaxin Trevilor®	• Depression • Generalisierte Angststörungen	Kinder < 18 Jahre		2 × 75 mg tgl. bis max. 225 mg tgl., Dosisreduktion (Absetzreaktionen!), ggf. Cholesterolwerte überwachen
Mirtazapin Remergil®	Bei zusätzlicher Agitation	Kinder < 18 Jahre	• Sedierung • Gewichtszunahme • Orthostatische Hypotonie	Erhaltungsdosis: 15–45 mg tgl. p. o., 6 bis max. 21 mg tgl. i. v.

Wirkstoff Handelsnamen	Indikationen	Kontraindikationen	Unerwünschte Wirkungen	Bemerkungen
Desipramin Petylyl®	Bei zusätzlicher Hemmung	• Kinder < 18 Jahre • Epilepsie, Delir • Herzerkrankungen	• Anticholinerge u. kardiale Effekte • Sexuelle Funktionsstörungen • Agitation, Schlafstörungen	• Ambulant: 50–150 mg tgl. • Stationär: bis 250 mg tgl.
Risperidon Risperdal®	Akuter produktiver Schub	• Hyperprolaktinämie • Kinder < 5 Jahre • Intoxikation mit Alkohol	• Prolaktinerhöhung • Blutzucker- u. Lipidänderung • Gewichtszunahme • Parkinsonismus	• Anfangsdosis: 2 mg tgl., Erhaltungsdosis je nach Ausprägung der Krankheit
Olanzapin Zyprexa®	Vorherrschend Negativsymptome	• Pylorusstenose • Engwinkelglaukom • Intoxikation mit Alkohol	• Blutzucker- u. Lipidänderung • Gewichtszunahme • Anticholinerge Effekte	• 5–20 mg tgl. p. o. Erhaltungsdosis
Prophylaxe				
Lithium Hypnorex®	Alternativ Antidepressivum entsprechend Akuttherapie	• Nierenfunktionsstörungen • Herz-Kreislauf-Erkrankungen • Hyponatriämie • Schwangerschaft	• Gewichtszunahme • Tremor • Polyurie, Polydipsie • Na^+- u. K^+-Verlust • Struma • Kardiomyopathien	• Enge therapeutische Breite (Blutwerte überwachen) • Nicht für Kinder < 12 Jahre!
Risperidon Risperdal®	Rezidivprophylaxe	→ Akuttherapie	→ Akuttherapie	4–6 mg tgl. p. o. Erhaltungsdosis

Tranquillanzien (Tranquilizer) = Substanzen, die dämpfend auf die Psyche u. somit ausgleichend wirken, ohne einen antipsychotischen Effekt zu besitzen.

! Gefahr der psychischen, nicht aber der körperlichen Abhängigkeit.

Tab. 28 Tranquillanzien

Wirkstoff Handelsnamen	Indikationen	Kontraindikationen	Unerwünschte Wirkungen	Bemerkungen
Diazepam Valium®	• Angst- u. Erregungszustände • Schlafstörungen • Narkosevorbereitung • Muskelverspannungen • Epilepsie (Clonazepam)	• Myasthenia gravis • Leber u. Nierenschäden • Alkoholgenuss • Vor u. während der Geburt	• Verminderte Leistungsfähigkeit u. Konzentrationsstörungen • Psychische Abhängigkeit • Paradoxe Erregung (v. a. bei älteren Menschen) • Atemdepression bei hoher Dosierung • Appetitzunahme • Erhöhte Sturzgefahr • Wirkungsverstärkung von Alkohol u. zentral wirksamen Pharmaka	• Sedierend • Angst- u. spannungslösend • Einschlafförderend • Krampflösend • Muskelrelaxierend
Flunitrazepam Rohypnol®				
Flurazepam Dalmadorm®				
Nitrazepam Mogadan®, Imeson®				
Midazolam Dormicum®				
Triazolam Halcion®				
Oxazepam Adumbran®				
Lorazepam, z. B. Tavor®				

Neuroleptika = antipsychotisch wirksame Arzneimittel. Ihr Hauptanwendungsgebiet sind **Psychosen** (z. B. Schizophrenie) u. **Erregungszustände** (z. B. Manie). Im Folgenden steht schw für schwache (Wirkstärke ‹ 1), m für mittelstarke (Wirkstärke 1–5) u. st für starke (Wirkstärke › 10) Neuroleptika.

Tab. 29 Neuroleptika

Wirkstoff Handelsnamen	Indikationen	Kontraindikationen	Unerwünschte Wirkungen	Bemerkungen
Promethazin (schw) Atosil®, **Thioridazin** (schw) Melleril® **Levomepromazin** (schw) Neurocil® **Chlorpromazin** (m) Propaphenin® **Melperon** (m) Eunerpan® **Fluphenazin** (st) Lyogen® **Perphenazin** (st) Decentan® **Haloperidol** (st) Haldol®	• Schizophrenie • Neuroleptanalgesie • Toxische u. senile Psychosen • Narkoseprämedikation • Co-Medikation bei starken Schmerzzuständen	• Glaukom • Leber- u. Nierenschäden • Kardiovaskuläre Erkrankungen • Alkoholgenuss • Parkinsonismus	• Extrapyramidalmotorische Störungen • Malignes neuroleptisches Syndrom (selten) • Sedation • Anticholinerge Wirkung • Prolaktinspiegel ↑	• Antipsychotisch • Sedierend • Antiemetisch